W0085654

»Die beste Waffe einer Frau
ist der Lippenstift.«

René Koch

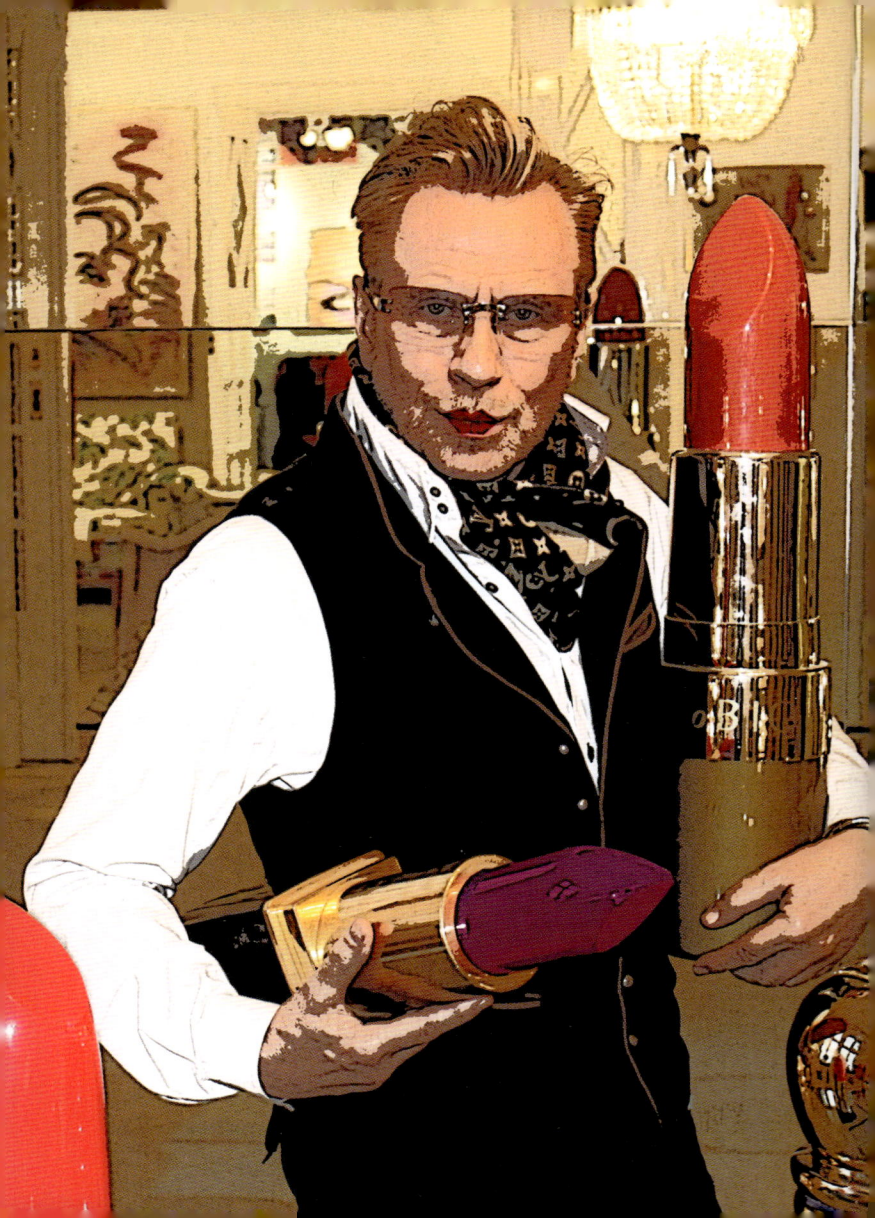

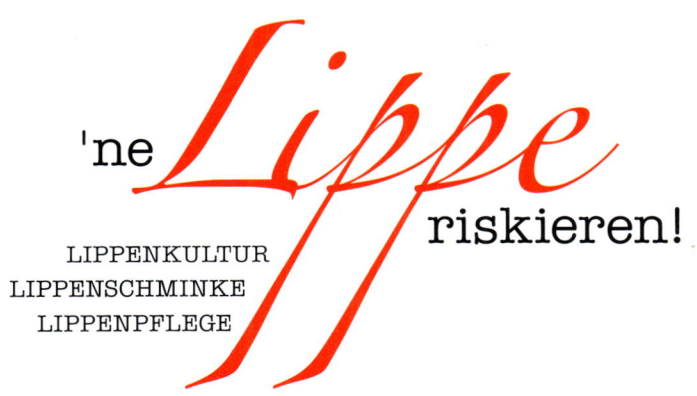

'ne *Lippe* riskieren!

LIPPENKULTUR
LIPPENSCHMINKE
LIPPENPFLEGE

von Starvisagist
René Koch

editionsibylle

BuchVerlag
für die Frau

Foto auf der hinteren Umschlagseite:
Schauspielerin Katrin Sass

ISBN 978-3-89798-378-6
© BuchVerlag für die Frau GmbH, Leipzig 2013

Redaktion: Andrea Giese
Illustrationen: Jochen Ende, Leipzig
Fotos: René Koch, Brigitte Dummer,
Barbara Ellen Volkmer, Dieter Stadler, fotolia.com (Titelbild)
Satz und Gestaltung: Catharina Ende, Leipzig
Gesamtherstellung: Print Consult GmbH, München

www.buchverlag-fuer-die-frau.de

INHALT

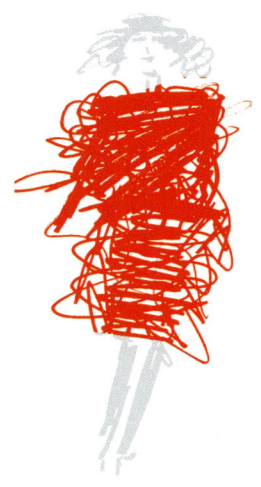

'NE LIPPE RISKIEREN ...

… sollten Sie, denn rote Lippen verlocken mit Erotik, Sex und Kraft. Fest steht: Rot ist das erotische Signal Nummer Eins. Welche Macht hat diese »Warnfarbe« über Männer? Angeln Sie sich damit »Mister Right«? Die *Sex and the City*-Girls wissen um diese Energie und Power. Und trauen sich mit Lippenrot, coolen Sprüchen und roten Kleidern weit über ihre Grenzen. Ich gehe sogar so weit und behaupte einfach, dass Eva den Adam nicht mit einem roten Apfel, sondern mit ihren roten Lippen verführt hat.

Warum fasziniert uns die Farbe Rot? Welchen Stellenwert hat sie in unserer Gesellschaft? Und schafft es das Lippenrot in allen Variationen in die Chefetage?

Egal welches Rot: Pink, Orange, Malve, Braunrot, Bordeauxrot oder Rosa – Lippen brauchen den »großen Auftritt«. Mit gepflegten und geschminkten Lippen sowie einem auf Ihr Gesicht abgestimmten Make-up fühlen Sie sich besser, sicherer, selbstbewusster!

Ich zeige Ihnen, wie Sie sich sowohl von den Diven vergangener Zeiten als auch von den heutigen It-Girls etwas abgucken können. Wie Sie mit roten Lippen Ihr Gegenüber faszinieren – und was es mit dem Küssen auf sich hat …

Lernen Sie mit perfekten roten Lippen den Mann Ihrer Träume kennen oder bezaubern Sie ihn täglich neu!

Viel Erfolg dabei wünscht Ihnen

Ihr

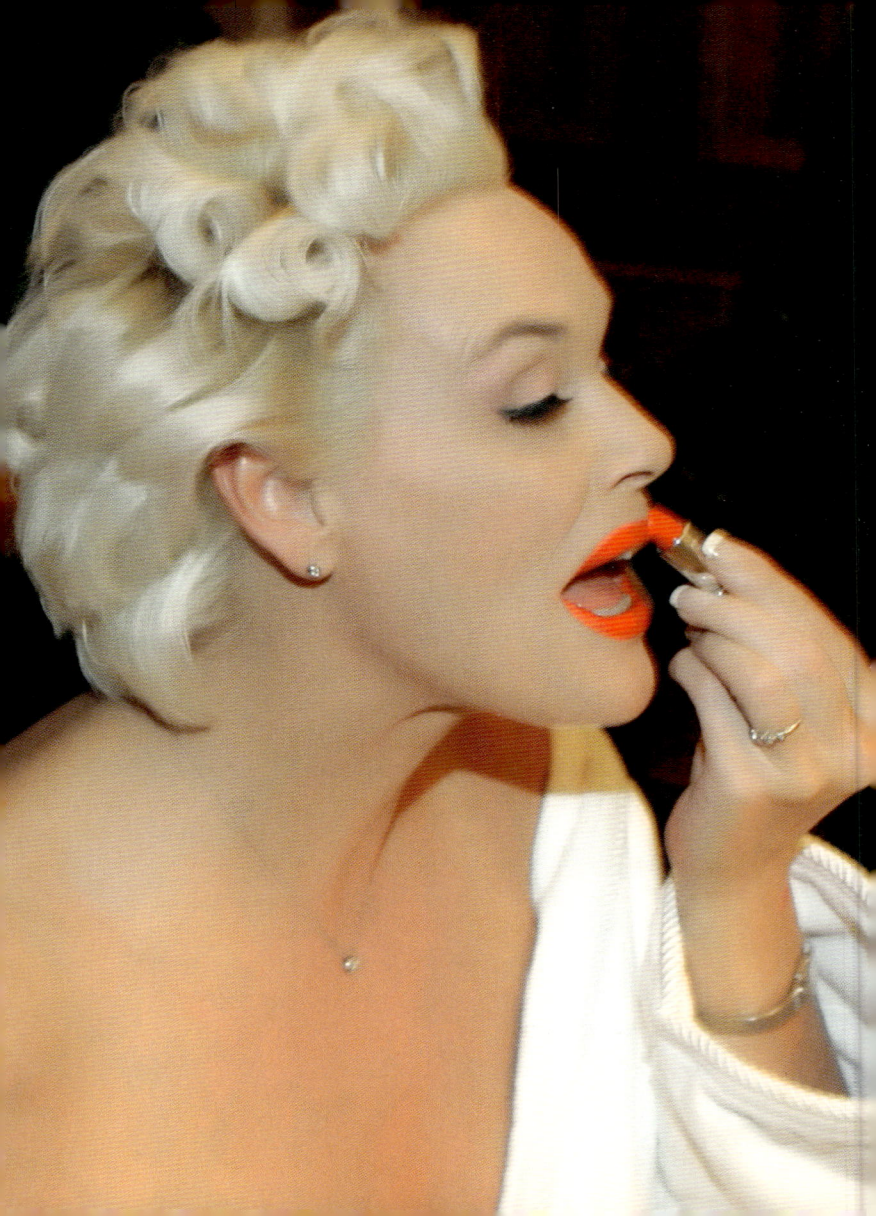

Trau' dich!

ROTER MUND ALS MITTEL ZUM ERFOLG

Sie wollten nie *'ne Lippe riskieren?* Haben Angst, mit roten Lippen aufzufallen? Trauen Sie sich – Sie werden es nicht bereuen! Der Lippenstift macht aus jedem Fünkchen Selbstvertrauen ein Feuer Selbstbewusstsein. Das Hilfsmittel Lippenstift verleiht Ihnen Macht über Ihre Umgebung. Und das ist keine Frage des Alters. Es ist eine Frage des Mutes.

Frauen, startet durch mit Lippenstift! Formt euren Charakter, schafft euch eine Aura, setzt glanzvolle, charismatische Auftritte mit einem gepflegten Äußeren und roten Lippen. Auch weil ein roter Mund eine schmale Taille macht, denn er lenkt ab von überschüssigen Pfündchen.

   Aber ich gehe noch einen Schritt weiter und sage: *Roter Mund macht Frau erst zur Frau!* Ich weiß, wovon ich rede, denn ich habe viele Stars und Businessfrauen, aber auch ganz normale Frauen »von nebenan« geschminkt, die sich mit Make-up mutiger, schöner und selbstbewusster fühlten.

Schauspielerin Brigitte Nielsen

Wenn Sie jetzt aber glauben, dass allein gutes Make-up Intelligenz und Herz ersetzt: Weit gefehlt. Mit Stroh im Kopf nützt auch harte Arbeit an der äußeren Schönheit nichts. Verstand und Gefühl zählen ebenso.

Doch diese innere Schönheit müssen Sie nach außen zum Strahlen bringen. Der erste Blick sollte so überzeugend sein, dass Ihr Gegenüber auch einen zweiten riskiert und Ihren inneren Wert erkennen kann.

Die Geschichte zeigt uns, dass selbstbewusste und erfolgreiche Frauen schon immer sehr viel für ihre Schönheit getan haben. So entdeckten Forscher in der sumerischen Stadt Ur eine Art Lippensalbe von ca. 3500 v. Chr. – der älteste Fund, der auf das Färben von Lippen hindeutet. Ungefähr zweitausend Jahre später schminkt sich die ägyptische Königin Nofretete die Lippen. Auch Cleopatra becirct im ersten Jahrhundert v. Chr. ihre Geliebten Julius Caesar und Marcus Antonius mit geschminkten Lippen und schwarz betonten Augen. Angeblich besitzt sie sogar eine Sklavin, die ausschließlich dafür zuständig ist, ihren Lippen durch Bisse eine Rötung zu verschaffen.

Aber auch Männer, vor allem Krieger, färben sich die Lippen. Dafür lassen sich durch alle Jahrhunderte Beispiele finden.

In Mitteleuropa wurden vom Mittelalter bis ins 19. Jahrhundert Lippenpomaden aus Bienenwachs hergestellt, die roten Färbemittel waren zum Beispiel Krapprot oder Kermesrot (alles zu diesen edlen Farben ab Seite 53) sowie rote Früchte und Beeren.

In der Barockzeit feierte das Lippenrot beim Adel eine Blütezeit. Königinnen, Mätressen und sogar manche Prinzen oder Höflinge färbten sich zum bleiweiß gepuderten Gesicht einen kleinen roten Mund, gleich einer Rosenknospe, was Jugendfrische vermitteln sollte. Madame Pompadour & Co. wussten schon damals: *Schönheit ist Macht*. Aber auch die Femmes fatales der Belle Epoque wie Caroline Otéro (La Belle Otéro), eine spanische Tänzerin und Mätresse unzähliger gekrönter Häupter, unter anderem auch die Geliebte des deutschen Kaisers Wilhelm II., lockten mit dunklem Lippenrot. Mit rot geschminkten Lippen gingen gleichzeitig die Suffragetten auf die Straße, forderten mehr Rechte für die Frauen wie Wahlrecht, Studienrecht oder das Recht auf eigene Finanzen. Vorbilder für Millionen von Bürgersfrauen und Arbeiterinnen der zwanziger Jahre des 20. Jahrhunderts waren Stummfilmstars wie Pola Negri und Lya de Putty – sogar Lippenschablonen mit den Maßen ihrer Lippen gab es zu kaufen. Denn frau wollte so aussehen wie ihr Idol auf der Leinwand. Modekönigin Coco Chanel propagierte zu dieser Zeit *Moi Rouge*, ein kräftiges Zinnoberrot, das auch die Malerin Tamara de Lempicka in ihren Frauenporträts einsetzte. Endlich konnten Frauen ihre Persönlichkeit und Kreativität mit geschminkten Lippen sichtbar machen: *Hier bin ich!* Nutzen auch Sie das, es könnte schon bald zum *Geheimnis Ihres Erfolges* werden!

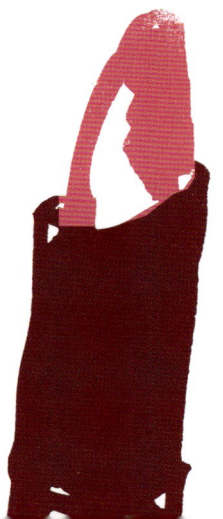

ERFOLGSGARANT LIPPENSTIFT

Ob Maria Furtwängler, Simone Thomalla, Eva Mattes oder Sibel Kekilli – Schauspielerinnen stehen als Tatort-Kommissarinnen längst »ihren Mann«. Weiblich auf ihre eigene Art, tough und lässig gestylt mit gepflegtem Make-up und Lippenstift. Aber passt auch zu jeder Kommissarin Knallrot? Was für den Karriere-Ermittler die Krawatte, ist für die Karriere-Ermittlerin das typgerechte Lippenrot.

In der Medienwelt begrüßen uns Moderatorinnen wie Petra Gerster (ZDF) und Bettina Böttinger (WDR) oder Chefredakteurinnen wie Patricia Riekel (BUNTE) mit typgerechten Rottönen. Künstlerinnen wie Elvira Bach oder Oda Jaune, die Witwe von Jörg Immendorf, punkten mit leuchtendem Rot. Sängerinnen wie Veronika Fischer oder Adele und Schauspielerinnen wie Brigitte Nielsen sind experimentierfreudiger.

Ein Blick in die Politik aber zeigt, dass allen voran unsere Bundeskanzlerin Angela Merkel zwar sehr gepflegt ist, aber dezent mit Make-up und Farben umgeht, wenngleich sie nicht darauf verzichtet. Und die anderen Damen in der Politik halten es ebenso: Ursula von der Leyen, Kristina Schröder, Hannelore Kraft und viele mehr – etwas bunter dagegen leuchtet Claudia Roth von den Grünen.

Kommt man mit Lippenstift auch in die Chefetage? Meinungs-forscher, Headhunter, Personaltrainer, aber auch Jobcenter raten: Ein gepflegtes, geschmackvolles, dezentes, immer der Situation angepasstes Auftreten bzw. Make-up ist in den oberen Etagen gefragt. Das beweisen uns Business-Frauen wie Dr. Antonella Mei-Pochtler, Seniorpartner bei der Boston Consulting Group, PR-Lady Alexandra von Rehlingen, Telekom-Aufsichtsrätin Claudia Nehmat und viele Unternehmerinnen wie z. B. Filmprodu-zentin Regina Ziegler oder Regine Sixt.

Sie alle haben eines gemeinsam: Sie betonen ihre Vorzüge und sehen gut aus, sind aber auch professionell und kompetent – sind also vom Äußeren und von ihrem Können her sowohl für die Chefetage als auch für den Kampf auf der Karriereleiter gut gerüstet.

Sie sind das auch und wollen Ihr Erscheinungsbild verbessern? Dann lesen Sie sich das Nachfolgende gut durch.

Grundsätzlich gilt immer noch die Regel: Der erste Eindruck ist ent-scheidend. Wer nach oben will und sich noch auf der unteren Stu-fe der Karriereleiter befindet, wird »sowohl von denen da unten« als auch »von denen da oben« beobachtet, beäugt, steht in der Kritik, die sich zuallererst am äußeren Erscheinungsbild festmacht: »*Hast du* **die** *gesehen? Wie sieht die denn wieder aus?*« Das kann in Mobbing ausarten. Erst ein paar Stufen höher wird es bequemer: Know-how und Kompetenz sowie faires Durchsetzungsvermögen zählen dann mehr als Optik.

Stilsicherheit von Kopf bis Fuß, ein Schuss Selbstbewusst-sein, aber nicht zu viel, gepaart mit distanziertem Charme, öffnen Türen – egal ob Sie sich bewerben oder sich im Auftrag Ihrer Firma mit Geschäftspartnern oder Mitarbeitern treffen. Wer sich unsicher fühlt, vielleicht weil er an seinem Äußeren zweifelt, sollte ruhig in eine einmalige Typ- und Farbberatung investieren, wie ich sie regelmäßig durchführe. Investieren Sie also in sich selbst wie in eine Aktie!

Sicher, viele Wege führen nach Rom: ob im dezenten Büro-Style als *Business-Woman* oder kunstvoll zurechtgemacht für den großen Auftritt als *Red Lady*.

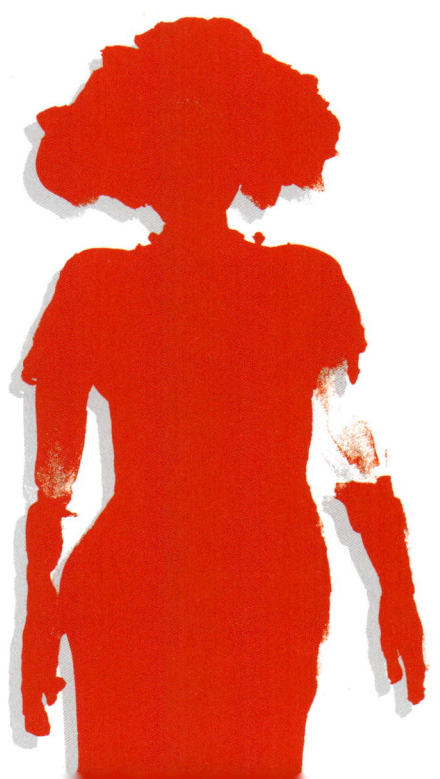

Trau' dich!

> »Ich will erreichen, dass eine Frau ohne
> Make-up sich nackter fühlt, als wenn sie ohne
> Kleid über den Broadway gehen müsste.«
> Elisabeth Arden, 1934

BUSINESS-WOMAN –
IM WEGLASSEN LIEGT DIE KUNST

Das perfekte Make-up

Ein gelungenes Lippen-Make-up ist natürlich nur ein Teil des Beauty-Puzzles und wirkt unfertig, wenn Pickel, rote Äderchen und fahle Haut nicht korrigiert werden. Folgende Regeln gelten immer:

Teint

Tragen Sie ein korrektes, nicht übertriebenes oder zu dickes Make-up. Einen perfekten Teint erreichen Sie manchmal sogar mit Mineralpuder anstatt mit Make-up. Das geht schnell. Auch eine getönte Tagescreme bringt viel. Büroblässe lässt sich wirksam mit flüssigen Selbstbräunern (wie z.B. *Quicktan* von Tana) vertreiben, die heute besser sind als ihr Ruf. Dank der Wirkstoffe Erythrulose und DHA bräunen diese sofort ohne Gelbstich.

Wer allerdings rote Äderchen hat oder andere farbabweichende Hautstellen kaschieren möchte, sollte zur *Camouflage Ultra Light* greifen. Durch das breite Farbangebot findet sich für jede Haut die entsprechende Nuance. Als Faustregel gilt: Das Gesicht sollte nie mehr als eine Nuance heller oder dunkler sein als der Hals. Steht Ihnen ein anstrengender oder wichtiger Tag bevor, sollte Ihr Make-up besonders lange halten, damit Sie sich sicher fühlen.

Leidet Ihre Gesichtshaut unter der trockenen Büroluft (Klimaanlage, Heizung), früh reichhaltig Feuchtigkeitscreme oder -gel auftragen (z. B. *Urea Feuchtigkeitscreme* von Doroderm/*www.doroderm.de* oder *Aloe Vera Super Gel* von Tratz Naturkosmetik/*www.aloe-vera-tratz.de*). Während des Tages mit einem Erfrischungsspray das Gesicht nachfeuchten. Auch Raumluftbefeuchter sowie kleine Wasserschälchen auf dem Schreibtisch helfen.

Augen

Keine auffallenden Lidschatten für den Berufsalltag verwenden. Am besten richten Sie sich für die Kolorierung Ihrer Augenlider nach der Jahreszeiten-Typologie: Frühling-, Sommer-, Herbst- und Wintertyp (siehe auch S. 45). Dann können Sie nichts verkehrt machen. Bestehen noch Zweifel an den Farbnuancen, lieber eine Farbanalyse beim Experten in Anspruch nehmen!

Concealer immer griffbereit in der Tasche halten, um aufkommende Augenränder und Schatten zu überschminken. Die Augenbrauen mit einem kleinen Bürstchen eventuell nachziehen. Sie verleihen mehr Ausdrucksstärke, Autorität und unterstützen den Charakter. Empfehlung: Augenbrauenpuder wie z.B. *Eyebrow-Powder* von Tana/*www.tana-cosmetics.de.*

Lippen

Der Lippenstift sollte stets zum Outfit passen: eine rosa Bluse verlangt nach rosa Lippen; ein orangefarbenes Kleid nach orange- oder apricotfarbenen Lippen, eine Garderobe in Naturfarben nach bräunlich-beigen bis kupferfarbenen Lippen. Zum schwarzen oder dunkelblauen Outfit eignet sich hervorragend roter Lippenstift. Stets vorher einen Lippenkonturenstift verwenden.

Wangen

Besonders bei Tageslicht dürfen die Wangen nicht zu farbintensiv betont werden. Oft reicht hier ein Sun-Powder (wie z.B. *Egypt Wonder* von Tana/*www.tana-cosmetics.de*), der mit einem großen Pinsel auf die Wangen appliziert wird und im Nu Frische liefert. Kann sogar über das ganze Gesicht aufgetragen werden.

Fingernägel

Sie sollten gepflegt und lackiert sein – elegant ist eine *French Manicure*. Bitte nie die Füße vergessen, eine gute Pediküre steigert das Wohlbefinden.

Beine und Achseln

Immer, vor allem im Sommer, enthaaren.

Parfüm

Hände weg von zu schwerem und auffälligem – und vor allem von zu viel Parfüm, denn Körpergeruch lässt sich damit nicht überdecken. Verwenden Sie im stressigen Berufsalltag gegen Unterarmnässe einen Deo-Stick oder noch besser ein Anti-Transpirant-Spray, das langanhaltende Frische garantiert.

Mein persönlicher Tipp:

Sollten Sie bei Vorträgen oder Konferenzen angespannt sein und ins Schwitzen kommen, legen Sie in die Ärmel Ihrer Bluse eine Slipeinlage. So vermeiden Sie sichtbare Schweißflecken.

Styling

Vorab: Prüfen Sie vor dem Spiegel, wie Ihr Outfit von hinten und im Sitzen wirkt. Der New Economy-Look ist salopper und sportlicher geworden. Dort, wo junge weibliche und männliche Kreative zusammen arbeiten, sieht man bis in die Führungsetage Jeans, T-Shirts, Polohemden (aber alle vom Designer!) sowie sehr teure und sehr lässig übergeworfene Jacketts oder abgewandelte Biker-jacken (von hippen Firmen versteht sich).

Doch ist in letzter Zeit ein langsamer Rückzug des *Casual Friday*, den es sogar bei Banken gibt, zu beobachten. Der bis dahin betont lässige Kleidungsstil der New Economy (zu sehen zum Beispiel im Film *The Social Network* über den Facebook-Gründer Mark Zuckerberg) scheint wieder einem klassischeren Stil zu weichen.

Business-Casual-Look

Die meisten Firmen, bei denen es konventionell zugeht, erwarten von ihren jungen Mitarbeitern die Einhaltung eines der Company angepassten Dresscodes. Dieser Look gilt für Frauen und Männer gleichermaßen. Für Männer ist die Krawatte nicht mehr überall zwingend, aber die alte englische Regel *No brown after six* gilt auch heute noch. Das heißt für den Mann: Braune Schuhe und braune Anzüge werden nur tagsüber getragen.

Für die Business-Woman gilt: Tagsüber sind Sie gut und wirkungsvoll angezogen mit einem Hosenanzug, einem Kostüm, einem edlen Strickensemble oder einem Etuikleid. Falls Sie abends etwas vorhaben, aber vorher nicht nach Hause kommen, nehmen Sie sich ein Seidentop oder ein edles Tuch mit ins Büro, dazu Schmuck oder High Heels (in denen Sie laufen können!). Wer über Mitte

Dreißig ist, sollte die Röcke etwas länger tragen als junge aufstrebende Damen mit makellosen Beinen, die sich die Handbreite über dem Knie – zu einer doppelreihig geknöpften Jacke oder einem Long-Blazer – locker leisten können.

Sie müssen nicht teuer einkaufen, sondern teuer wirken. Häuser wie H&M oder Zara schneidern mittlerweile günstig Couture nach. Großen Eindruck machen Sie auch mit geschmackvollen Accessoires (Tasche, Tuch, Schmuck, Schuhe). Kaufen Sie im Ausverkauf, im Season Sale oder im Designer-Outlet, im Luxus-Second-Hand-Laden oder auf Ebay.

Auftreten

Üben Sie elegantes Laufen auf guten Schuhen mit hohem Absatz. Tragen Sie, auch wenn es noch so heiß ist, im Büro keine Flip-Flops, sondern offene Schuhe mit Absatz.

Strümpfe sind längst nicht mehr zwingend, auch nicht zu eleganten Kleidern.

Mein persönlicher Tipp:
Es gibt Bein-Make-up aus der Sprühdose und Bodycover aus der Tube, das sieht aus, als hätten Sie Seidenstrümpfe an.

Überraschen Sie Chefs, Kollegen oder Mitarbeiter nicht jeden Tag mit einer neuen verrückten Frisur oder stets wechselnder Lippenfarbe. Nicht dass Ihr Vorgesetzter auf die Idee kommt, Sie wollen durch Ihr Outfit Karriere machen! Signalisieren Sie Selbstbewusstsein und Sicherheit diskreter.

Mit Gesichts-Piercing, afrikanischen Loch-Ohrringen oder groß-flächigen, sichtbaren Tattoos werden Sie nie eine etablierte Führungskraft. Für ein Vorstellungsgespräch sollten Sie sichtbare Tattoos mit *Camouflage Classic* überschminken (Dermacolor, Apotheke – Infos dazu im *Cosmetic & Camouflage Centrum: www.rene-koch-berlin.de*).

Optik

Mit Farben, Mustern und dem Schnitt der Kleidung können Sie kleine Figurprobleme vertuschen.

Kleine Frauen mit schmalen Hüften sind hosentauglich, tragen aber besser kurz geschnittene Kostümjacken und Pullover, am besten Ton in Ton, das macht optisch größer. Verzichten Sie auf Hüftröcke und Hüfthosen.

Kleine rundliche Frauen sollten zu Mode greifen, die streckt: V-Ausschnitte, lange dunkle Hosen und Oberteile, entweder einfarbig oder mit Mustern, die strecken.

Große schlanke Frauen können dagegen fast alles tragen, sogar einen Mustermix und gewagtere Kombinationen, aber auch weite Marlene-Dietrich-Hosen.

Große füllige Frauen können eine Kombi-Mode tragen, am besten farblich aufeinander abgestimmt. Dazu sollten sie mit Make-up und Lippenstift von den Rundungen ablenken, denn: *Roter Mund macht schmale Taille!*

— Mein persönlicher Tipp: —

Für alle runden oder fülligen Frauen gilt: Sind Sie oben füllig, sollte das Oberteil dunkler sein als der Rest. Sind die Hüften fülliger, sind dunkle Röcke oder Hosen ratsam.

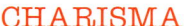

CHARISMA

Eines lässt sich nicht mit perfektem Make-up, Lippenstiftrot oder einem tollen Outfit herstellen: Charisma.

Das heißt vor allem: Sie begeistern und wirken auf die Menschen in Ihrem Umfeld durch Ihre positive Ausstrahlung, Ihre Führungsqualitäten, Ihren Umgang mit Mitarbeitern und Ihre Kompetenz.

Mit einigen kleinen Tricks lässt sich daran arbeiten:

Vereinfache und nutze plakative Bilder! Charismatische Persönlichkeiten haben die bemerkenswerte Fähigkeit, komplexe Sachverhalte in einfache Botschaften zu übersetzen. Was ist ihr Geheimnis? Sie kommen mit anderen ins Gespräch und ins Geschäft, indem sie Bilder, Symbole, Metaphern und Vergleiche verwenden.

Verkläre das Risiko! Menschen, die bereit sind, Verantwortung zu übernehmen, leiden nicht unter einem riskanten Weg, sondern genießen ihn. Sie sind Optimisten und fragen sich nicht pausenlos und voller Angst: Was wird geschehen, wenn …? Ihre Sehnsucht: Sie wollen einfach etwas machen, Schwieriges durchstehen.

Trau' dich!

Bekämpfe den Status Quo! Charismatiker sind Widerstands-kämpfer gegen alle Konventionen. Nicht Rang, Status oder ein makelloser Auftritt, sondern Grips und Durchsetzungsvermögen entscheiden.

Wähle den Blickwinkel des anderen! Charismatische Menschen sind fähig, die Dinge aus dem Blickwinkel einer anderen Person zu sehen. Sie sind mitfühlend, empathisch und gute Zuhörer.

Fordere und provoziere! Menschen mit Führungsqualitäten sta-cheln an, fordern heraus. Sie haben eine eigene Meinung und ver-treten diese überzeugend.

Entwickle deinen eigenen Stil und stehe dazu! Ein eigener Stil, ein eigener Kopf gehören dazu. Charismatiker haben ein uner-schütterliches Selbstbewusstsein. Mit ihrem eigenen Stil koket-tieren sie nicht, sondern tragen ihn ganz selbstverständlich von innen heraus – genau wie ihren Charakter. Sympathisch eben.

Zeige Humor! Schwierige Situationen werden mit viel Humor und Unaufdringlichkeit gemeistert. Mit einem spürbaren Lächeln oder Lachen entschärfen Charismatiker locker brenzlige oder unange-nehme Situationen. Und auch der Themenwechsel gelingt ihnen lächelnd.

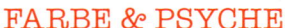

FARBE & PSYCHE

Farbenpsychologie

Jede Farbe hat ihre ganz eigene Strahlungsenergie, die blitzschnell in Nervenimpulse umgewandelt und zum Gehirn geleitet wird. Hier löst sie Reaktionen aus, die uns beeinflussen – ohne dass wir es merken oder auch nur ahnen.

Also heißt es eigentlich nicht »Kleider machen Leute«, sondern »*Farben* machen Leute«, wie auch der Psychologe und Farbtherapeut Dr. Justus Brehmer erklärt. Beachten Sie das ebenfalls bei der Wahl Ihrer Kleidung!

Hier die wichtigsten Farben und ihre Wirkung in einer kurzen Übersicht:

Weiß – jugendlich
Weiß ist die Farbe der Klarheit, symbolisiert Jugend und Frische. Aber: Trägt ein Mensch ausschließlich Weiß, will er keine Farbe bekennen, also neutral wirken.

Gelb – freiheitsliebend
Gelb ist das Symbol für Weite und Offenheit, gilt als Farbe der Intellektualität – wer Gelb liebt, hat einen großen Freiheitsdrang.

Orange – inspirierend
Orange steht für Lebensfreude und Inspiration. Wer Orange mag, folgt den eigenen Empfindungen, ist kreativ, kommunikativ, voller Lebensenergie. Motto: Zeige Gefühl. Wer Orange trägt, wird von anderen positiv wahrgenommen.

Rot – kraftvoll
Rot steht für Liebe, Sex, Erregung und vieles mehr. Menschen, die Rot lieben, sind Powertypen – allen anderen immer einen Schritt voraus. Motto: Du kannst, wenn du nur willst.

Rosa – schutzbedürftig
Rosa ist das Symbol für Sanftheit. Wer Rosa liebt, empfindet sich selbst als zart, wünscht sich von anderen Schutz und Zuwendung.

Blau – loyal
Blau entspricht dem Element Wasser und symbolisiert Ruhe. Menschen, die Blau lieben, werden oft bewundert wegen ihres festen Charakters und ihrer tiefen Loyalität. Sie wirken häufig aber sehr distanziert.

Türkis – originell
Türkis ist die Farbe der Selbstdarstellung. Wer Türkis mag, ist phantasievoll und originell. Unter der zur Schau getragenen Sicherheit brodeln allerdings oft große Unzufriedenheit und Nervosität.

Grün – harmonisch
Grün ist die Grundfarbe der Natur. Sie symbolisiert Wachstum, Heilung und Harmonie. Wer Grün liebt, ist zuverlässig, hat viel Mitgefühl und große soziale Kompetenz. Im Islam und Judentum gilt Grün als Farbe der Barmherzigkeit.

Braun – bodenständig

Braun ist das Symbol für Pflichtbewusstsein, Durchhaltevermögen und Geduld. Wer die Erdfarbe Braun liebt, ist bodenständig, geht vorsichtig mit Geld um und trägt gern Verantwortung.

Grau – kompromissbereit

Grau ist die Farbe der Vorsicht und des Kompromisses. Menschen, die Grau mögen, verfügen meist über Verhandlungsgeschick, sind gute Geschäftsleute und haben eine Tendenz, sich zu überarbeiten.

Schwarz – individuell

Schwarz ist das Symbol für das Geheimnisvolle, für Individualität und Stärke. Wer Schwarz trägt, wirkt beeindruckend – manchmal aber auch distanziert. Esoteriker sagen: Schwarz, die Farbe des Nihilismus, ist Ende und Anfang zugleich.

Bevor Sie also für Ihr nächstes Meeting oder Vorstellungsgespräch in Ihren Kleiderschrank greifen, sollten Sie sich über die Farben und ihre Botschaften im Klaren sein!

Trau' dich!

> »Jede Frau kann Diva, Prinzessin
> und Königin sein.«
> Modezar Harald Glööckler

RED LADY – VIVA LA DIVA!

Visagisten und Make-up-Artists »sehen wieder rot«. Die Zeit des Nude-Looks und der blassen, naturbelassenen Farben ist vorbei. Models, It-Girls, Diven oder Burlesque-Vamps wie Dita von Teese tragen extravagant rot geschminkte Lippen und dazu ein perfektes Make-up.

Wie feurige Glut glänzt siegesbewusstes Rot in der Mode sowie am Abend auf Lidern, Wangen oder – provokant und selbstbewusst auf den Lippen. Geradezu hinreißend in Rot gehüllt war zum Beispiel Amerikas First Lady Michelle Obama auf dem Ball zur Amtseinführung ihres Mannes.

Mittlerweile sind Lippenstifte und Make-up-Produkte so modifiziert, dass selbst Frauen mit wenig Make-up-Erfahrung ein großes Abend-Make-up hinbekommen. Meist werden rote Lippen ohnehin mit neutralen Lidschattenfarben kombiniert, damit kein »Rotkäppcheneffekt« entsteht.

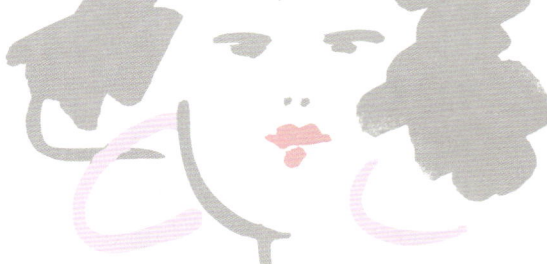

Trau' dich!

So schminkt sich die Lady in Red

Für hellen Schneewittchen-**Teint** sollten Sie *Camouflage Ultra Light* über das ganze Gesicht verteilen und mit einem Hauch rosigen losen Puders versehen, um den erforderlichen Porzellanhautteint zu erzielen.

Vor dem **Augen**-Make-up die Augengrundierung auf dem Lid verteilen, dann helle und dunkle Akzente setzen. Im Augenwinkel hell (z.B. Weiß, Rosé, Gold, Silber), außen als raffinierte Abstufung dunkel (z.B. Anthrazit, Mauve, Dark Blue). Schwarzen Eyeliner/ Kajal sowie schwarze Wimperntusche verwenden, falls erforderlich auch künstliche Einzelwimpern ankleben.

Sorgfältig die **Augenbrauen** zupfen und nachzeichnen. Dann Glamour-Gel auf ein kleines Augenbürstchen geben und die Brauen damit in Form streichen. So schillern diese bei Scheinwerfer-, Kunst- oder Kerzenlicht.

Den **Mund** üppig ausmalen und ggf. mit Konturenstift sorgfältig etwas übermalen, um ihn zu vergrößern und den Star-Appeal zu steigern. Für einen »großen Auftritt« eignen sich am besten leuchtende Farben mit viel Gloss- oder Booster-Effekt.

Nicht vergessen: Rote Lippen vertragen einen Hauch Rouge mehr auf den **Wangen**. Stäuben Sie es mit einem abgeschrägten Pinsel von den Wangenknochen bis zu den Schläfen hinauf. Das hebt die Gesichtskontur und gibt Frische.

Und zum Schluss: Motivieren Sie sich positiv mit Ihrem Make-up und Outfit. Sagen Sie sich ruhig ein paar Mal vor dem Spiegel: **Ich spiele heute nicht eine Diva – ich bin eine!**

Gesichtsformen

Schminken will gelernt sein. Es reicht nicht, einfach nur die Lippen rot anzumalen. So heißt es zuallererst: Analyse. Um das eigene Gesicht richtig schminken zu können, muss man am Anfang den Gesichtsrahmen bestimmen:

Nehmen Sie Ihre Haare straff aus dem Gesicht und malen Sie die Umrisse mit einem Lippenstift oder Kajalstift auf den Spiegel. So sehen Sie eindeutig Ihre Gesichtsform.

Jetzt vermessen Sie Ihr Gesicht. Es gibt **drei verschiedene Zonen**, die alle (annähernd) gleich groß sein sollten, um harmonisch zu wirken.

Zone 1: **Stirnzone** – beginnt am Haaransatz und endet kurz über der Nasenwurzel.

Zone 2: **Mittelzone** – beginnt an der Nasenwurzel und endet an der Nasenspitze.

Zone 3: **Kinnzone** – beginnt direkt unterhalb der Nase und endet am Kinn.

Nur bei wenigen Menschen stimmen die Proportionen der einzelnen Zonen überein (bis zu 1 cm Unterschied ist normal). Mit ein paar Tricks kommen Sie der absoluten Harmonie aber näher.

Zone 1: kann durch die Frisur (Pagenkopf, Pony) verkürzt werden. Dunkle Abschattierungen helfen ebenfalls, die Stirnzone kürzer erscheinen zu lassen.

Zone 2: kann durch Augenbrauen (zupfen, höher oder tiefer zeichnen) verlängert oder verkürzt werden, ebenso durch Rouge oder Augen-Make-up.

Zone 3: kann sowohl verlängert als auch verkürzt werden. Eine Möglichkeit dafür ist das *Lippen-Make-up.*

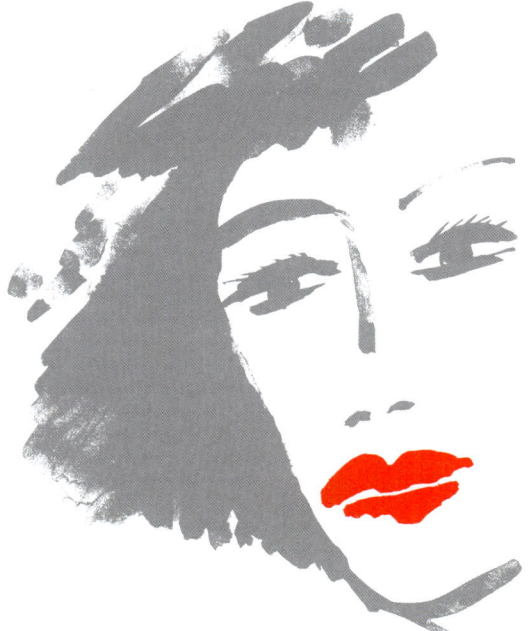

Trau' dich!

Das runde Gesicht:

Das Gesicht wirkt wie ein Kreis oder Mond, Höhe und Breite sind fast gleich. Ein rundes Gesicht hat keine Kanten. Hier sollte mit roten Lippen zusätzlich eine Kontur gesetzt werden.

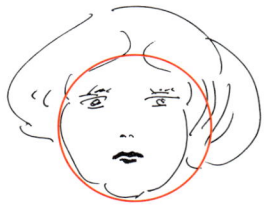

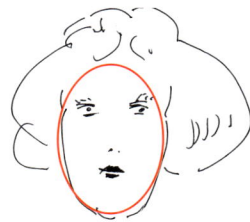

Das ovale Gesicht:

Die drei Gesichtszonen sind in der Höhe ziemlich gleich. Die mittlere Zone ist am breitesten. Zone 1 und Zone 3 sind in ihrer Breite harmonisch. Alle Lippenstiftfarben sind erlaubt.

Das rechteckige Gesicht:

Die drei Gesichtszonen sind in ihrer Höhe und Breite fast gleich. Ein sehr schöner Gesichtsrahmen, der viele Möglichkeiten bietet. Besonders auf die Lippenkonturen achten.

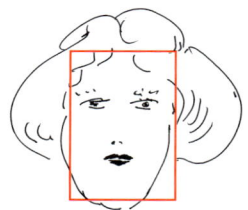

Trau' dich!

Das quadratische Gesicht:
Die Mittelzone ist meistens in der Höhe verkürzt. Zone 1 und Zone 3 sind wieder gleich. Eher helle Lippenstiftfarben verwenden – oder Naturnuancen.

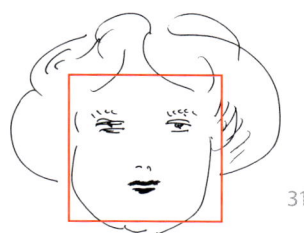

31

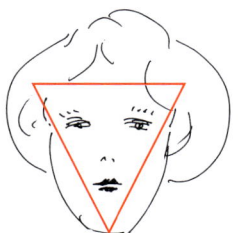

Das dreieckige Gesicht:
Zone 1 ist die breiteste, wobei die einzelnen Zonen in der Höhe verschieden sein können. Das Gesicht wird nach unten immer schmaler. Pastellfarbene Lippentöne schmeicheln dem Gesicht.

Das trapezförmige Gesicht:
Die Zone 1 ist schmal und wird zur Zone 2 hin breiter. Diese Gesichtsform wird auch pyramidenförmiges Gesicht genannt. Die Lippen größer betonen – das macht das Gesicht schmaler.

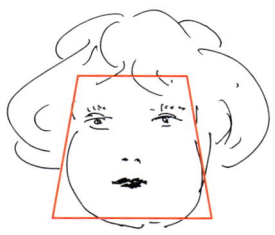

Trau' dich!

Lippenformen

Die Auswahl an Lippenstift- und Lipglossfarben ist mittlerweile gigantisch. Wenn man die richtige Farbnuance für sich gefunden hat, sollte man sich auch hier genau analysieren:

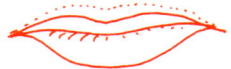

Schmale Oberlippe
Konturen außerhalb der Oberlippe
mit einem Liner zeichnen.

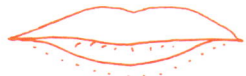

Schmale Unterlippe
Konturen außerhalb der Unterlippe
mit einem Liner zeichnen.

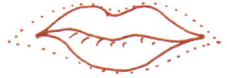

Kleine Lippen
Konturen einfach mit einem
Liner größer malen und sanft
nach innen ausblenden.

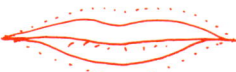

Schmale Lippen
Konturen außerhalb der Ober- und
Unterlippe mit einem Liner sorgfältig
zeichnen. Farbloser Lipgloss als Finish
lässt sie voller wirken.

Lippenfarben

Nicht jeder Frau steht jedes Rot – und was bei Ihrer Freundin wie eine Offenbarung wirkt, kann sich bei Ihnen ins Gegenteil verkehren.

Hier die wichtigsten Hauptfarben der Lippenstiftpalette.

Rot:
dynamisch, sexy, kraftvoll. Klare Ansage: *Hier bin ich!*
Pink:
provokant, kapriziös. *Ich trau´ mich was!*
Lila:
extravagant, mystisch. Distanzierte Aufforderung: *Erobere mich!*
Koralle:
heiter, gelöst. *Ich bin gelassen, freundschaftsfähig!*
Malve, Rosé, Apricot:
jung, mädchenhaft, romantisch. *Flirte mit mir!*
Rosenholz:
offenherzig, natürlich, unkompliziert. *Ich pass´ mich an!*

Na dann: Viel Spaß und Erfolg bei der Auswahl des richtigen Lippenstifts!

— Mein persönlicher Tipp: —

Die Lippenstiftfarbe immer in dem Licht probieren,
in dem Sie sie am meisten tragen wollen!
Beim Auswählen Ihrer Lieblingsfarbe immer beachten,
dass Sie Ihre Farbe auch kurz im Tageslicht sehen.

Sollten Sie sich mal bei der Farbwahl vergriffen haben, mixen Sie ruhig die nicht ganz so passende Nuance mit einem helleren oder dunkleren Lippenstift – daraus entstehen oft tolle neue Nuancen!

Vorsicht: Dunkle Lippen ziehen viele Blicke auf sich. Wenn Ihre Zähne nicht picobello sind, sollten Sie die Finger von dunklen Farben lassen. Kleiner Geheimtipp: Es gibt sogenannte Testeneers, hauchdünne Kunststoffverblendungen für die Zähne (Lightversion von Veneers), die Sie selbst einsetzen und herausnehmen können – leider teuer (pro Zahn um die 80 Euro), aber für eine Hochzeit oder einen Gala-Abend durchaus zu empfehlen.

Generell gilt: Bräunliche und viele orangefarbene Lippenstifte lassen Zähne gelber wirken. Dunkle Lippenstiftfarben stehen eher selbstbewussten Frauen, denn die dunklen Nuancen lassen sie präsenter wirken und verkleinern die Optik des Mundes.

Mein persönlicher Tipp:

Eine gewisse Haltbarkeit für die Lippenstiftfarbe erlangen Sie, wenn Sie Ihren Mund vor dem Schminken leicht abpudern. Damit können Sie auch kleine Fältchen, meist ausgeprägter an der Oberlippe, wegzaubern. Konturen mit einem hellen Abdeckstift ganz an der äußeren Kante nachziehen und leicht verwischen. Lippenfarbe auftragen.
Etwas Lipgloss mittig auftupfen. Fertig.

MAKE-UP- GRUNDREGELN

Am Tag bitte dezent, abends darf's ruhig etwas mehr sein.
Mit einem fachkundigen Blick haben Sie Ihr Gesicht, Ihre Ausstrahlung, Ihre Hautfarbe analysiert. Darauf aufbauend können Sie jetzt ein individuelles und typgerechtes Make-up erstellen.

Vor dem Make-up sollte die Haut entsprechend gehegt und gepflegt werden. Das beste Make-up bringt nichts auf ungepflegter Haut! Da die meisten Menschen heute eine feuchtigkeitsarme Haut haben, ist es ratsam, Produkte mit Hyaluronsäure zu verwenden. Diese kann ein Vielfaches ihres Eigengewichts an Feuchtigkeit speichern. Neuerdings gibt es spezielle Kombigeräte wie den *Bionic Lifter* für die Heimbehandlung (Lontophorese, Ultraschall, Infrarotvibration), womit frau Hyaluronsäure in die Haut einschleusen kann. Mehr unter: *www.wellstar-company.com*.

Teint-Make-up-Camouflage

Um den Teint strahlend und gleichmäßig darzustellen, rate ich Ihnen zu einem, wenn auch leichten, so doch hochpigmentierten Make-up mit lichtreflektierenden Bestandteilen. Wenn Sie das mit einem feuchten Make-up-Schwämmchen auftragen, wirkt es natürlicher und gleichmäßiger. Achtung: Der Schwamm sollte nicht nass, sondern lediglich leicht angefeuchtet sein. Wir Profis drücken den feuchten Schwamm immer noch einmal in einem Frottierhandtuch aus. Der Farbton des Make-ups sollte stets dem Hautton angepasst sein und darf nur eine Nuance heller oder dunkler sein als der Hals.

Ratsam sind dafür Dreier-Teintpaletten. So können Sie die Nuance immer Ihrer Haut oder der Saison (Frühling, Sommer, Herbst, Winter) anpassen. Bei Kunstlicht darf dies etwas dunkler sein. Kleine Unebenheiten, Pickelchen, Augenschatten, rote Äderchen oder Pigmentflecken sollten Sie mit *Camouflage Ultra Light* kaschieren. Dies ist eine besonders feine Variante der Camouflage mit 35 % Pigmentdichte, deckt also sehr gut ab. Wichtig dabei ist, dass Sie ganz wenig verwenden. Die meisten Camouflage-Produkte haben zusätzlich noch einen Sonnenschutzfaktor, der vor lichtbedingter Hautalterung schützen kann.

Gesichtspuder

Zu viel Glanz auf dem Gesicht kann mit Gesichtspuder neutralisiert werden. Achten Sie beim Nachkauf darauf, dass Sie sich für ein Mineralpuder entscheiden oder für ein Seiden- bzw. Reispuder. Und fragen Sie bei Ihrer Kosmetikerin/Parfümerie nach, ob es sich um modifizierten Reis handelt. Das bedeutet, der Reis ist so verarbeitet, dass er nicht mehr quillt, wenn er mit der Haut in Berührung kommt. Somit kann er sich nicht mehr, selbst bei trockener Haut, in die Fältchen absetzen, was sehr natürlich aussieht. Zusätzlich hat das Puder den Vorteil, das Make-up zu fixieren. Enthält es auch noch Magnesiummyristat, ist es sogar wasserabweisend und Sie können mit dem Make-up schwimmen gehen.

Bezüglich der Farbe würde ich Ihnen zu einem Beige-Rosé-Ton oder zu einer individuellen Pudermischung *(handblended Facepowder)* wie zum Beispiel an unserer Puderbar raten. Mit einem Puderpinsel aufgestäubt, sind Sie perfekt grundiert.

Augengrundierung

Bevor Sie Ihr Augen-Make-up auftragen, legen Sie eine Grundierung auf. Das ist eine Basis, die den Lidschatten besser haften lässt. So kommt dieser besser zur Geltung und verschwindet nicht nach ein paar Stunden in der Lidfalte. Die Lidschattengrundierung neutralisiert nämlich die Liddeckel. Ich empfehle Ihnen eine Grundierung in hellem Beige, jeweils passend zu Ihrem Hautton.

> **Mein persönlicher Tipp:**
> Tragen Sie die Basis sehr dünn über das ganze Lid auf und massieren Sie diese sogar mit der Kuppe Ihres Ringfingers etwas in die Haut ein.

Lidschatten

Die Philosophen sagen: Die Augen sind die Fenster zur Seele. Deshalb sollten Sie diese sehr sorgfältig und typgerecht kolorieren, jedoch nicht im Papageienlook. Tragen Sie die Farben lieber diskret und soft auf. **Weniger ist meistens mehr.**

Wählen Sie die Nuancen nach der persönlichen Farbempfehlung aus. Der hellere Farbton wird von den Augeninnenwinkeln nach außen aufgetragen, der eigentlich dunklere Lidschatten wird von außen nach innen gestrichen. Dabei entsteht automatisch über der Pupille durch das Ineinanderblenden eine dritte Farbe.

Sehr effektvoll ist es, wenn Sie einen Hauch Ihres Blushers (Rouge) unter den höchsten Punkt der Augenbrauen geben. Das lässt Ihre Augen noch mehr strahlen und kaschiert gut eine eventuelle Schlupflidneigung.

Lidstrich

Der Lidstrich feiert sein ganz großes Comeback und gibt Ihren Augen mehr Form. Es ist wichtig, dass er dünn beginnt und sich nur ganz wenig nach außen hin verbreitert und hebt. Dies geht am besten mit *Cake-Eyeliner,* der dem flüssigen Eyeliner oder Eyeliner-Stiften vorzuziehen ist. Das ist ein Puderstein, der mit etwas Wasser und einem Pinsel verflüssigt wird und dann ganz leicht, auch für ungeübte Hände, zu applizieren ist. Kein Problem, wenn es Ihnen beim ersten Mal nicht gelingt, denn wenn der Puderlidstrich getrocknet ist, lässt er sich mit einem Wattestäbchen ganz einfach verwischen. Das geht beim flüssigen Eyeliner nicht. Die Farbe ersehen Sie aus der Farbempfehlung (ab Seite 45).

Wimperntusche

Ihre Wimpern sollten Sie vor dem Tuschen wenn möglich mit einem Wimpernformer nach oben biegen, nur so bekommen Sie die *Open Eyes* der Models. Danach tuschen Sie diese im Zickzack-Verfahren von innen nach außen. Drücken Sie dabei die Wimpernspirale immer mit leichtem Druck gegen die Wimpern. Sinnvoll ist es, zweimal zu tuschen, um die Wimpern zu verdichten. Doch Vorsicht: Die erste Schicht sollte trocken sein, bevor Sie die zweite auftragen.

Suchen Sie den Mascara passend zu Ihrer Haarfarbe oder laut Farbempfehlung aus.

Kajal

Das Unterlid sollten Sie weniger betonen als das Oberlid, deshalb hier nur eine diskrete Betonung mit einem Kajalstift laut Farbempfehlung vornehmen. Damit die Kajallinie besser haftet, sollten Sie diese leicht pudern. Alternative: Sie verwenden ganz einfach die Lidschattenfarbe des äußeren Oberlides.

Augenbrauen

Die Augenbrauen sind der Rahmen des Augen-Make-ups und müssen unbedingt passend dazu kreiert werden; denn ein schlechter Rahmen kann ein schönes Bild zerstören. Zupfen Sie also Ihre Brauen in Form. Neuerdings gibt es wunderbare Pinzetten mit LED-Licht, die beim Zupfen leuchten. Damit kann Ihnen kein unschönes Härchen entgehen.

Der Trend bei den Augenbrauen geht wieder zur klassischen Form: Am Ansatz etwas breiter, dann leicht ansteigend und schmal auslaufend. Und zwar so weit, dass, wenn Sie ein Schaschlikstäbchen am Nasenflügel schräg über den äußeren Augenwinkel entlang legen, das Brauenende im Schnittpunkt liegt.

Zu empfehlen ist eine Augenbrauenbetonung in Taupe-Dark-Braun (*Eyebrow Powder 3er-Set* von Tana). Augenbrauenpuder lässt sich leichter als Augenbrauenstift auftragen und sieht weicher und nicht so künstlich aufgemalt aus.

Rouge

Rouge ist der absolute Schönmacher Nummer Eins in der dekorativen Kosmetik, deshalb sollten Sie nicht auf ihn verzichten. Er gibt Ihrem Gesicht mehr Kontur und Frische. Puderrouge wäre Cremerouge vorzuziehen, denn es hält besser. Sie sollten das Rouge von den Wangenknochen nach oben zu den Schläfen hin auftragen, das »hebt« das Gesicht und lässt es jünger aussehen. Doch Hände weg von »Apfelbäckchen«! Ihrem Typ entsprechend sollten Sie sich an die in der Farbempfehlung angegebene Nuance halten.

Lippenkontur

Ohne Kontur geht beim Lippen-Make-up gar nichts. Deshalb sollten Sie auf jeden Fall mit einem Konturenstift Ihren Mund umranden, so dass er sich vom Teint absetzt. Diese Stifte gibt es als Holzbleistifte, neuerdings aber auch als *Magic Styl'o*, eine Art Filzstift mit semipermanenter Wirkung (hält einige Stunden). Ein weiterer

Vorteil dieser Stifte ist, dass die Kontur beim Essen oder Trinken nicht »verlaufen« kann. Jedoch ist für die Anwendung dieses Stiftes etwas Übung erforderlich. Sie sollten sich nach Möglichkeit nicht vermalen, da die Farbe nur schwer zu entfernen ist. Dabei würde ich Ihnen raten, besonders Ihr Lippenherz zu betonen, das wir Visagisten *Amorbogen* nennen.

Lippenstift

In der Regel sollte der Lippenstift farblich auf die Garderobe abgestimmt sein, doch für den Alltag oder als Allroundlippenstift würde ich zu einem Naturton oder den in der Farbempfehlung genannten Nuancen raten. Tragen Sie den Lippenstift am besten wie ein Profi mit einem Lippenpinsel auf, pressen die Farbe auf ein Kleenextuch oder ein Papiertüchlein ab und wiederholen den Vorgang. So hält das Ganze besser und sieht strahlender aus.

Lipgloss

Lipgloss verleiht Ihren Lippen ein glänzendes Finish und macht sie dadurch voller und attraktiver. Neuerdings gibt es Lipgloss mit »Booster«- und »3D«-Effekt. Farbloses Gloss passt zu allen Lippenstiftfarben. Für den Abend würde ich Ihnen zu *Super Gloss* (mit lichtreflektierenden Partikelchen) raten oder zu einem Lippenstift im passenden Farbton, was beides sehr trendy aussieht.

Gut gereinigt ist halb gepflegt!

Schon vor über 40 Jahren auf der Kosmetikschule habe ich gelernt, niemals mit Make-up ins Bett zu gehen. Dies hat sich während meiner Tätigkeit als Visagist bewährt. Deshalb mein Rat: Ganz gleich, wie groß oder klein Ihr Make-up ist, am Abend wird abgeschminkt, und zwar gründlich! Entweder mit Reinigungsmilch/-gel oder Waschcreme. Auch Reinigungsmasken sowie Peelings sind einmal pro Woche empfehlenswert. Dafür hat die Kosmetikbranche eine ganze Reihe schonender und hautfreundlicher Produkte auf dem Markt, wie z. B. das Gesichtsreinigungsgel mit Meeresmineralien oder die Peelingmaske mit Kaolin, beides von Macon Meerescosmetic/*www.maconmeerescosmetic.de*.

Glauben Sie mir: Schönheit ist kein Zufall! Ein typgerechtes Make-up kann sehr viel dazu beitragen, Ihre Vorteile ins rechte Licht zu rücken, Ihren Typ zu perfektionieren und kleine Unregelmäßigkeiten zu kaschieren. Übrigens: Wussten Sie, dass Ihr Lippenstift ganz viel über Ihren Charakter verrät?

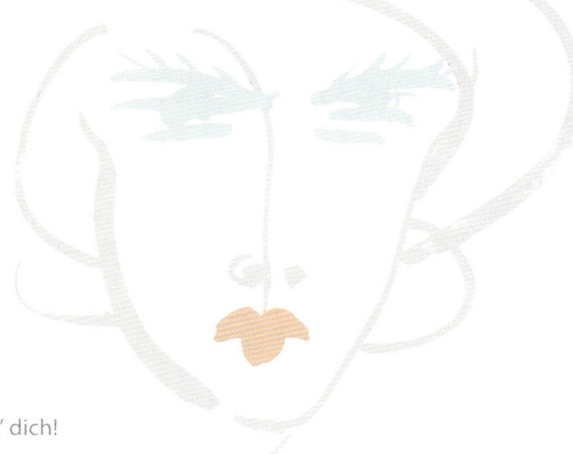

Trau' dich!

TEST: WELCHEN CHARAKTER OFFENBART IHR LIPPENSTIFT?

Ich glaube, dass man mit gesundem Menschenverstand und einem Schuss emotionaler Intelligenz den Gesichtsausdruck eines Menschen richtig interpretieren kann: Hochgezogene Mundwinkel sind meist ein Zeichen für Freude und Lebenslust, herabfallende oft ein Zeichen für Trauer und Enttäuschung.

Aber auch Ihr Lippenstift verrät Einiges über Ihren Charakter:

Je kantiger die Spitze nach Gebrauch des Lippenstiftes ist, umso mehr verfügen Sie über Antrieb, Ehrgeiz und viel Humor sowie Verlässlichkeit und Sensibilität. Die Fläche steht für Ausgeglichenheit, die scharfe Kante für gute Qualitäten als Liebhaberin.

Der Lippenstift sieht flach und geradlinig aus: Eine vernünftig und praktisch veranlagte Frau, aber mit verborgenen künstlerischen Talenten, sagt das Psychogramm.

Der Lippenstift sieht aus wie eine Kugel: Diese Frauen, die ihren Stift rundherum »ablecken«, sollen klug, liebevoll, intelligent sein und einen guten Geschmack besitzen.

Aber ganz egal, ob Sie daran glauben oder nicht – behandeln Sie Ihren Lippenstift wie einen guten Freund, der Ihnen viel schenkt: Lebenslust, Raffinesse, Erotik, Selbstbewusstsein – und damit vielleicht sogar den Aufstieg in die Chefetage.

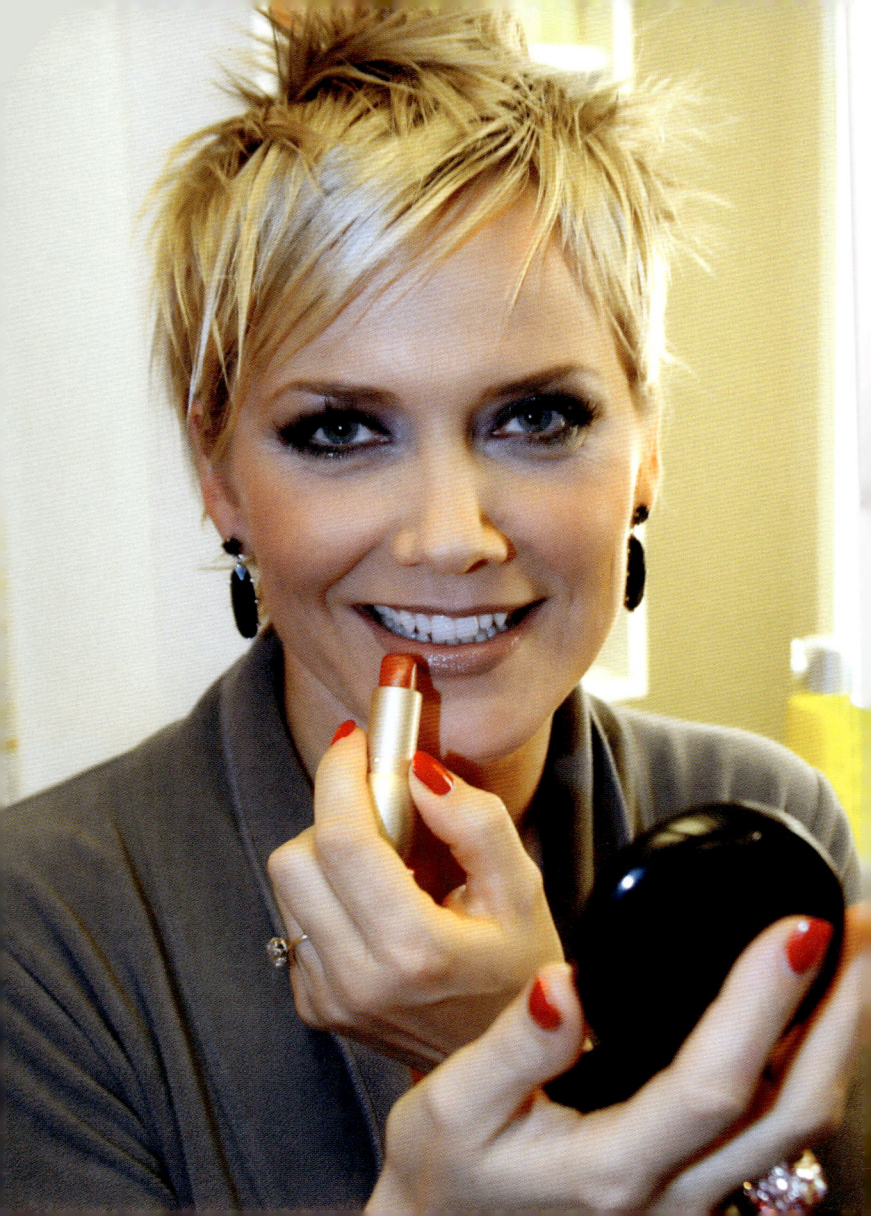

STYLING: JAHRESZEITENTYPOLOGIE

Frühlingstyp

Frühlingsfrauen sind die *Golden Girls:* Sie besitzen meist einen goldgelben Hautunterton. Wenn sie helle Haut haben, bräunen sie oft schnell und leicht.

Haarfarbe: meist Gold- bis Honigblond, Hell- bis Mittelbraun (dann mit Goldschimmer)

Augenfarbe: Braun (dann oft mit goldenen Flecken um die Pupille), in Aqua-Farben oder Blaugrün

Empfohlenes Make-up: für die Augen warme Naturtöne, aber auch helle und warme Farben (z. B. Beige, Lavendelblau, Resedagrün), Eyeliner, Kajal und Wimperntusche in Braun.

Für Lippenstift und Rouge habe ich hier die typgerechten Farben zusammengestellt:

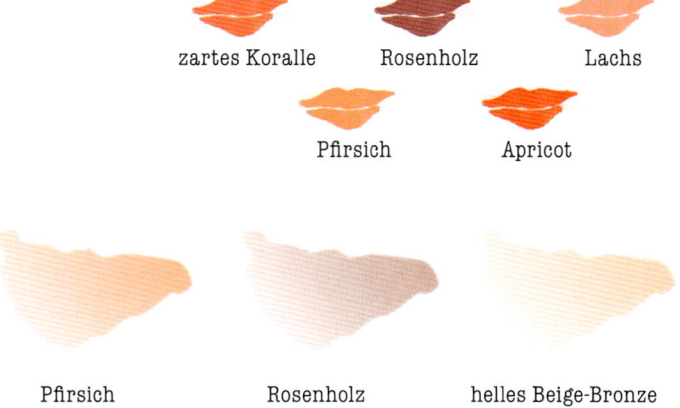

zartes Koralle   Rosenholz   Lachs

Pfirsich   Apricot

Pfirsich   Rosenholz   helles Beige-Bronze

Sommertyp

Sommerfrauen haben oft eine edle und kühle Zartheit; wenn sie hellblond sind, nennt man sie gern die *kühle Blonde*. Die Haut hat meist einen bläulichen bis rosigen Ton, auch mal rote Äderchen. Manchmal wirkt die Haut auch blass und fade. In der Sonne wird sie allerdings schnell rot.

Haarfarbe: Hell-, Weiß-, Asch- oder Dunkelblond

Augenfarbe: Mintgrün, Tauben-, Grau- oder Türkisblau, Braun

Empfohlenes Make-up: alle gedämpften Lidschattentöne wie Mauve, Taupe und Blaugrau; Lidstrich und Kajal in Schwarzbraun sowie Mascara in Schwarz.

Für Lippenstift und Rouge habe ich hier die typgerechten Farben zusammengestellt:

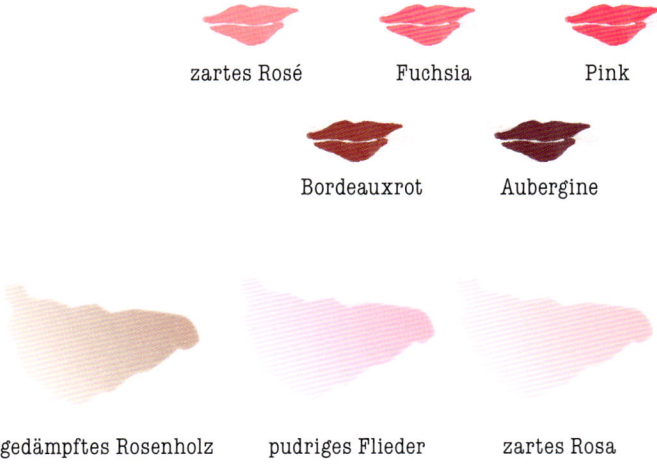

zartes Rosé   Fuchsia   Pink

Bordeauxrot   Aubergine

gedämpftes Rosenholz   pudriges Flieder   zartes Rosa

Herbsttyp

Die Haut ist meist gelblich-hell mit Sommersprossen und bekommt schnell einen Sonnenbrand. Überhaupt haben diese Farbtypen meist empfindliche und zu Allergien neigende Haut.
Haarfarbe: Rot (oft mit Goldstich), Gold- bis Dunkelbraun
Augenfarbe: Braun bis Dunkelolivgrün (oft mit bernsteinfarbenen Sprenkeln)

Empfohlenes Make-up: Da Wimpern und Augenbrauen oft farblos
sind, ist mit dem richtigen Make-up viel herauszuholen. Für die Lider empfehle ich alle Erd- und Olivtöne, auch Petrol; Lidstrich und Kajal in Dunkelbraun, Mascara in Schwarzbraun.

Für Lippenstift und Rouge habe ich hier die typgerechten Farben zusammengestellt:

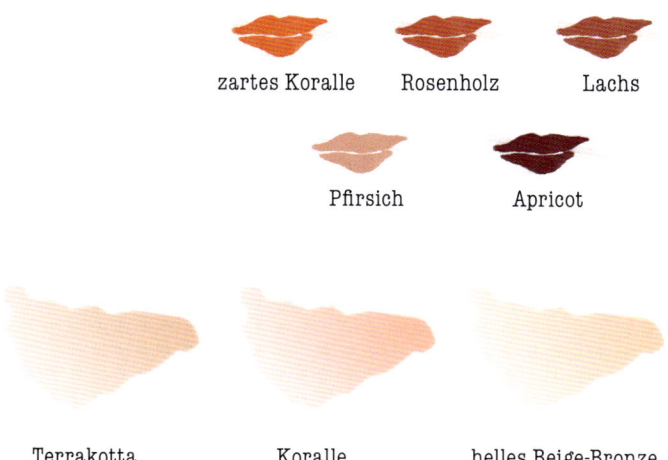

zartes Koralle   Rosenholz   Lachs

Pfirsich   Apricot

Terrakotta   Koralle   helles Beige-Bronze

Wintertyp

Von allen Jahreszeiten verträgt der Winter in Mode und Make-up die stärksten Kontraste. Die Haut von *Winterfrauen* ist meist olivfarben, kann aber auch heller als die von Schneewittchen sein.
Haarfarbe: Dunkelbraun bis Schwarz (im Alter sehr schick Silber- bis Bleigrau)
Augenfarbe: Schwarzbraun, Olivbraun oder kräftiges Blau (mit hellen oder grauen Sprenkeln)

Empfohlenes Make-up: Als Lidschattenfarben empfehle ich kräftige kalte Farbtöne wie Aubergine, Royalblau, Tannengrün und Dunkel-Hell-Effekte, sowie Eyeliner und Kajal in Schwarz. Mit entsprechendem Make-up sehen Winterfrauen äußerst rassig aus.

Für Lippenstift und Rouge habe ich hier die typgerechten Farben zusammengestellt:

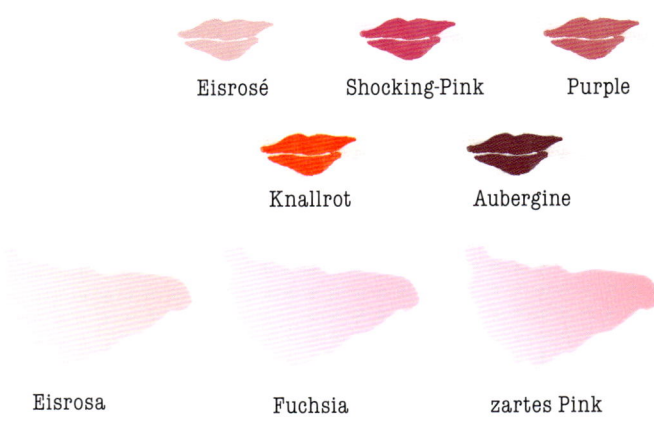

Eisrosé   Shocking-Pink   Purple

Knallrot   Aubergine

Eisrosa   Fuchsia   zartes Pink

Jahreszeiten und Sternzeichen

Wiederentdeckt bzw. wieder aufgelebt ist die Sternzeicheneinordnung. Mittlerweile mische ich diese mit der Jahreszeitentypologie für meine Farbstilberatungen – mit großem Erfolg.

Der **rote** Mensch steht für *Feuer* (Widder, Löwe, Schütze) und weist in die Energiesphäre; er will erobern, liebt die Abwechslung, ist voller Power, zielstrebig und feurig wie sein Element.

Der **grüne** Mensch steht für *Erde* (Stier, Jungfrau, Steinbock), ist erdverbunden, d.h. er hat Bodenhaftung und ist realistisch. Diesem Typ wird auch Treue und Seriosität nachgesagt.

Der **blaue** Mensch steht für *Wasser* (Krebs, Skorpion, Fische) und ist in seinem Element zuhause. Friedlich, gelassen und sensibel will er für sich und andere Harmonie.

Der **gelbe** Mensch steht für *Luft* (Zwillinge, Wassermann, Waage) und gehört zu den Luftzeichen, gilt als ehrgeizig, einfallsreich, kontaktfreudig und bemüht, den eigenen Horizont zu erweitern.

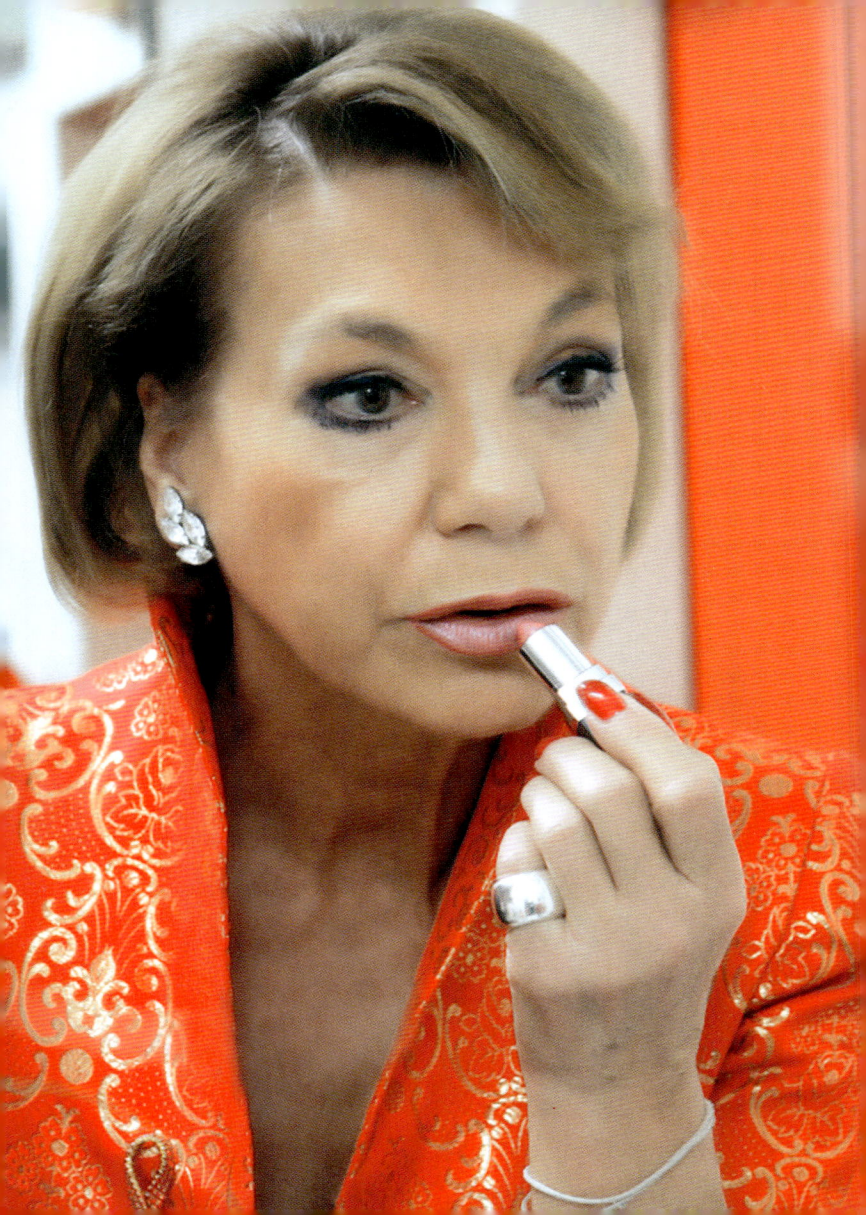

> »Ich hab schon sieben Männer ins kühle Grab
> gebracht, dann hab ich mir mit Henna
> die Haare rot gemacht.«
> Friedrich Hollaender, Chanson »Die hysterische Ziege« (1926)

Die Farbe Rot.

Wenn Stars und Prominente zur Oscar-Preisverleihung in Hollywood erscheinen, ist nicht nur der rote Teppich ein *Eye-Catcher*. Auch sonst sieht man neben Schwarz viel Rot: atemberaubende rote Roben, rote Juwelen – und die schönsten roten Lippenfarben. Warum aber fasziniert uns die Farbe Rot – auch abseits vom *Red Carpet*?

ROT. BLUT. FEUER.

Rot ist die erste Farbe, der der Mensch einen Namen gab, und eine der drei Urfarben. Bei den Eskimos bedeutet *Rot* wörtlich übersetzt so viel wie *Blut.* Blut galt und gilt bis heute in vielen Kulturen als Sitz der Seele. In vielen Religionen werden Blutopfer als Schutz vor Naturkatastrophen oder Hungersnöten angesehen. Christen trinken symbolisch das Blut Christi in der Eucharistiefeier. Auch das Rot der Schuhe des Papstes (die übrigens nicht von Prada sind, sondern von einem kleinen italienischen Schuhmacher) soll an die Kreuzigung und das vergossene Blut Christi erinnern. Die römischen Gladiatoren tranken dagegen das Blut ihrer sterbenden Gegner, um deren Stärke aufzunehmen. Die Symbolik des Blutes hat sich im Laufe der Jahrtausende auf die Farbe des Blutes übertragen.

Doch ist Rot für viele Menschen vor allem mit einem anderen Element verknüpft: mit *Feuer.* Ebenso alt wie der Glaube an die Kraft des Blutes ist die Verehrung des Feuers als göttliche Kraft. Feuer reinigt, indem es zerstört. Dort, wo jedoch das Feuer bzw. die Hitze Leben bedroht und vernichtet, gilt Rot als Farbe des Dämonischen (z.B. in Ägypten).

ROT. MACHT. MODE.

Rot ist die Farbe der Macht. Das edelste Rot ist jedoch **Purpurrot.** Könige wurden in purpurroten Mänteln gekrönt, Rot oder Purpurrot sind die Talare der obersten Richter und Kirchenfürsten – bis heute. Schon römische Magistrate oder Senatoren trugen ihre Toga mit einem roten Streifen. Junge Könige dagegen hängten sich zu Beginn mit grünem Purpur gefärbte Mäntel um. Im Laufe der Zeit wurde der Mantel gänzlich rot (was die Reife zum Herrscher symbolisierte).

Im Venedig des 15. Jahrhunderts trugen auch junge, wohlhabende Adelige Rot. *A modo principe* – wie ein Prinz gekleidet – wurden diejenigen bezeichnet, die sich die auffallende (und sehr teure, wie wir gleich sehen werden) rote Kleidung leisten konnten. Rot war also auch ein Zeichen von Wohlstand. Man war *gut betucht* – und grenzte sich ab: Der herrschende Adel verbot seinen Untertanen das Tragen roter Kleidung. Als der Adel jedoch seine wirtschaftliche Macht einbüßte, verlor er dieses Privileg. Ab Ende des 15. Jahrhunderts trugen auch zunehmend Gelehrte und reiche Kaufleute rote Mäntel.

In der Renaissancezeit war Rot die schönste Kleiderfarbe, für Frauen und Männer, für jung und alt. Die Patrizier wählten Rot zu ihrer Farbe und ließen sich keine Vorschriften mehr machen. Und in Nürnberg wurde bis Mitte des 18. Jahrhunderts sogar in Rot geheiratet – der Bräutigam trug ebenfalls rote Hosen.

In der Mode des beginnenden 21. Jahrhunderts waren die knallroten Farben fast verschwunden, dafür ging's in der Kosmetik »bunter« zu. Emanzipierte Frauen oder Schauspielerinnen griffen wieder öfter zum roten Lippenstift.

Allmählich wird nun wieder mehr Rot getragen. Aber auch die Männer werden frecher – tragen rote Pullis, Socken, Krawatten und rote Hosen.

Ein kleiner Ausflug in das Geheimnis der Farbgewinnung

Das Königsrot war Purpur, der »echte Purpur« jedoch **Violett.** Das Geheimnis der Herstellung der kostbarsten Farbe der Antike ging mit dem Untergang von Konstantinopel verloren. Von da an mussten die Stoffe mit dem zweitteuersten Farbstoff gefärbt werden, mit Rot, das aus getrockneten weiblichen Schildläusen gewonnen wurde. Diese sogenannten Kermesläuse, die dem Rot seinen Namen (**Kermesrot)** gegeben haben, leben am Mittelmeer und legen mit rotem Saft gefüllte Eier. Für ein Kilo Kermesrot mussten allerdings ca. 140 000 abgestorbene Läuse von den Blättern abgekratzt werden. Mit diesem einen Kilo konnte man etwa 10 Kilogramm Wolle färben. Die Herstellung war mühsam – die Farbe daher sehr teuer. Kermesrot, das eine Färbung wie Scharlachrot hat, war jedoch sehr intensiv und lichtecht, das heißt, es verblasste nicht in der Sonne. Noch heute wird der Fes der Mohammedaner (das rote Käppchen), so schreibt es der Koran vor, mit Kermes gefärbt.

Der zweite bekannte Farbstoff der Antike ist **Krapp.** Die Krapp-Pflanze ist eine gelbblühende Staude, aber ihre Wurzeln innen sind gelbrot. Getrocknet werden sie leuchtend rot. Krapp wurde zu Textil- und Malerfarbe verarbeitet (Krapplackrot gibt es heute immer noch als Künstlerfarbe). Krapp musste mühsam aus Kleinasien transportiert werden, da es erst im 16. Jahrhundert den Holländern gelang, ihn in bester Qualität in Europa anzubauen. Von da an wurde rote Kleidung für jedermann erschwinglich. Und noch ein anderes epochales Ereignis besiegelte die soziale Deklassierung roter Kleidung: die Entdeckung Amerikas. Aus Mexiko kam ein neues, besseres Rot von der Cochenille-Laus (auch hier brauchte man ca. 140 000 Läuse für 1 Kilo Farbstoff) – das blaustichige **Karminrot.**

1869 meldete die Badische Anilin- und Sodafabrik das synthetische Krapprot (Alizarin) aus Anthracen zum Patent an, das im Laufe der Zeit immer preiswerter wurde. Auch die aus den Läusen gewonnenen Farben Kermesrot und Karminrot sind wie das organische Krapprot längst durch künstliche Farben ersetzt worden. Doch man braucht die Läuse noch: Der organische Farbstoff wird heute für Lebensmittelfarben, Malerfarben und Medikamente verwendet – und natürlich manchmal noch für Lippenstifte.

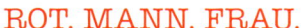

ROT. MANN. FRAU.

Rot ist die Farbe der Leidenschaft. Von der Liebe bis zum Hass: Alle Gefühle, die das Blut in Wallung bringen, werden mit dieser Farbe verbunden.

Mancher *Mann sieht rot,* wie Charles Bronson auf seinem Rachefeldzug 1974 im gleichnamigen Film, aber auch manche Frau, wie Tippi Hedren in Alfred Hitchcocks *Marnie* 1964. Unser Gegenüber kann ein *rotes Tuch* für uns sein. Wir werden auch *rot* aus Scham oder vor Zorn.

Doch siebzig Prozent aller Menschen verbinden mit der Farbe Rot **die Liebe.** Diese positive Leidenschaft verklären wir oft mit Rosa. Je negativer aber eine Leidenschaft ist, umso mehr Schwarz wird dem Rot beigemischt. Deshalb trägt der Teufel (wenn schon nicht *Prada*) Rot und Schwarz.

Interessant: Bei Frauen und Männern ist Rot gleichermaßen beliebt. Über 20 Prozent geben Rot als Lieblingsfarbe an, aber nur drei Prozent der Frauen sowie zwei Prozent der Männer gefällt die Farbe überhaupt nicht.

Und so lässt eben mancher Kavalier rote Rosen regnen, auch ganz wortwörtlich, wie zum Beispiel in den 1960ern Playboy Gunter Sachs per Hubschrauber auf die Villa von Brigitte Bardot an der Côte d'Azur.

Rot ist auch eine sehr männliche Farbe, sie steht für Kraft und Krieg, Aktivität und Aggressivität. Das Feuer ist männlich, der Gegenspieler, das Wasser, ist weiblich. Der beliebte englische und amerikanische Vorname *Roy* ist keltischen Ursprungs und bedeutet *der Rote.* Auch in China ist alles Männliche Rot.

Aber in unserer Wahrnehmung wird Rot eher als weibliche Farbe gesehen. Die Verbindung von Farbe und Geschlecht hat sich im Laufe der Geschichte komplett umgedreht. Vor 1920 wurden Jungen auf Adelporträts rot gemalt und angezogen, während die Mariendarstellung meist blau war. Auch die Babyfarben Hellblau für Jungen und Rosa für Mädchen kamen erst in den 1920er Jahren auf, vorher gab es in diesem Sinne keine Babyfarben, nur für die privilegierten männlichen Nachkommen die Farbe – na, welche wohl – Rot.

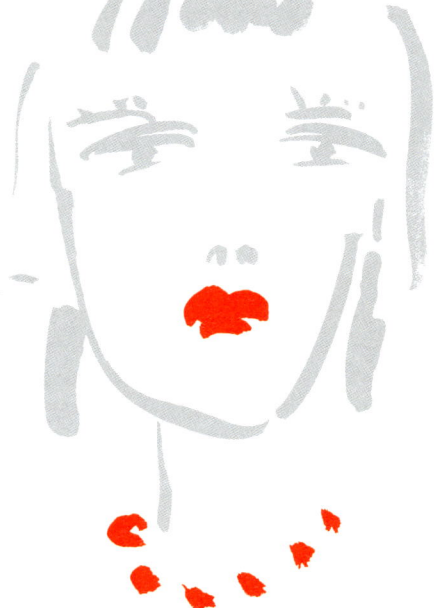

Die Farbe Rot.

*»Rot ist nicht nur eine Haarfarbe,
sondern Haarerotik pur.«*
Udo Walz

ROT. EROTIK. VERBOT.

Über die Hälfte der Menschen verbindet mit Rot auch Erotik, genauer Sex, Energie, Wollust, Hitze, Begierde, Nähe, Verführung.

Das Licht einer *roten Laterne* steht für ein Bordell – und das schon seit Jahrhunderten, zum Beispiel in China. Und in den *Big Citys* von heute spricht man nur noch vom *Rot*lichtmilieu. Unter der (roten) Laterne von St. Pauli wollte sich *einst Lili Marleen* mit ihrem Geliebten treffen – jedenfalls hat genau sie zu diesem Lied inspiriert.

Das Rot der Erotik und Sexualität verbindet sich auch gern mit dem Schwarz der Sünde oder dem lasterhaften Violett. Denken Sie daran beim Auftragen Ihrer Lippenstiftfarbe! Rot steht also auch für das moralisch Verbotene. Schon im Alten Testament wird Jerusalem als *Hure im roten Kleid* bezeichnet. Die Folgerung, Rot sei die Farbe der Huren gewesen, ist aber falsch und erst eine Idee der jüngeren Zeit. Damals durften Huren kein Rot tragen, nur die *Gottgleichen*.

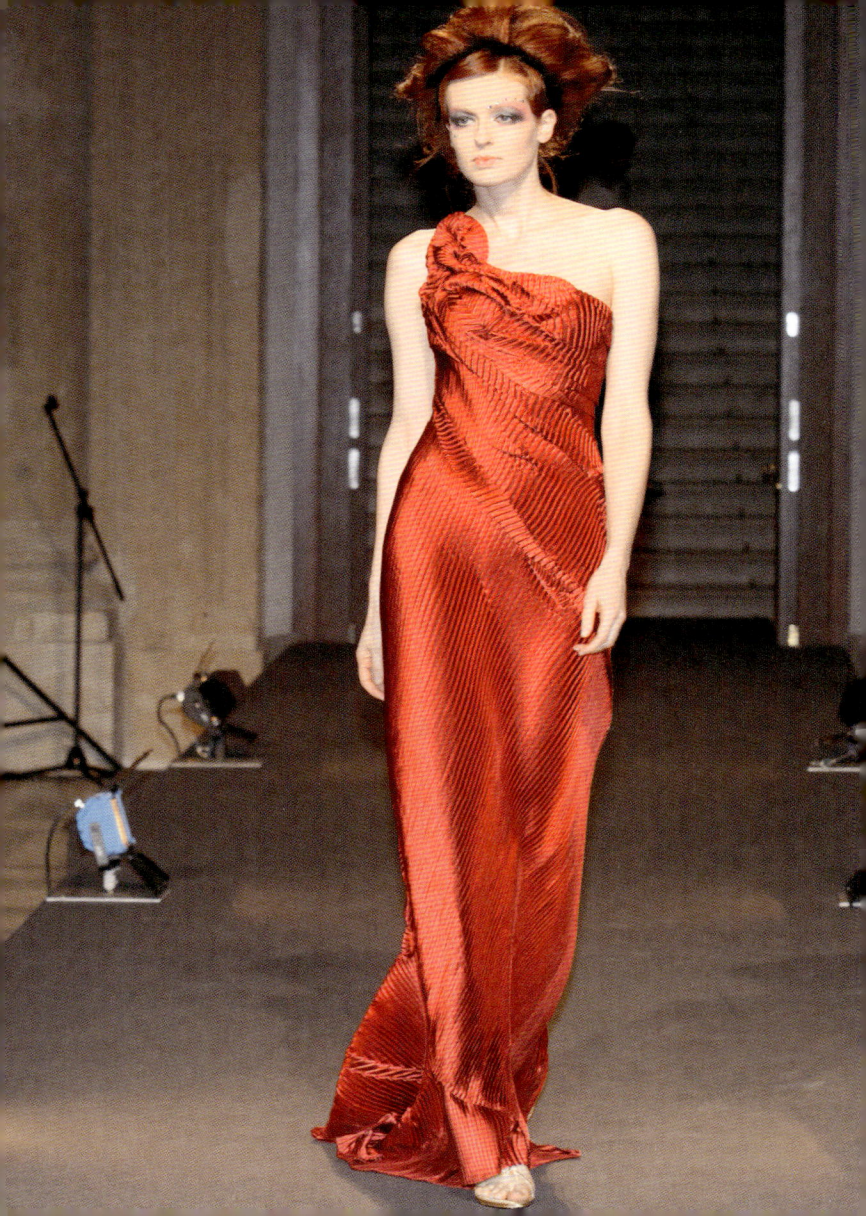

Und jetzt riskiere ich *'ne Lippe* und stelle die These auf, dass die **59**
männliche Farbe Rot an Frauen (mit Kleidung oder Lippenstift)
Männerblicke – auch auf dem Catwalk – anzieht.

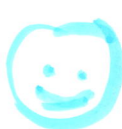

Tatsache ist, dass rote Kleidung zu mehr Trinkgeld verhilft. Das
wurde in einem Experiment deutlich: Kellnerinnen, alle 19 bis 25
Jahre alt, trugen weder Schmuck noch Make-up. Als T-Shirt-Far-
ben standen Schwarz, Weiß, Blau, Gelb, Grün und Rot zur Auswahl.
Verblüffendes Ergebnis: Nur auf Rot sprangen die Männer an – die
Kellnerinnen im roten Shirt erhielten 26 Prozent mehr Trinkgeld
als ihre Kolleginnen. Frauen dagegen reagierten überhaupt nicht
auf den Test.

(Auch Affenforscher bestätigen indirekt dieses Ergebnis:
Weibliche Bonobos und Schimpansen erröten kurz vor der Ovula-
tion an verschiedenen Stellen ihres Körpers. Männchen reagieren
auf diese roten Signale mit verstärkter Masturbation und Begat-
tungsversuchen.)

Rotes Gala-Outfit
von der Designerin Nanna Kuckuck   Die Farbe Rot.

ROT. GEFAHR. RISIKO.

Rot signalisiert Gefahr. Nicht umsonst leuchten Verkehrswarnschilder oder Warnanlagen in einem dominanten Rot. Rotes Licht wird nämlich in der Luft am wenigsten stark gestreut, weshalb wir Rot auch bei Nebel besser sehen. Rot ist bei Tag und bei Nacht die auffälligste Farbe in der Umgebung von Himmel und Landschaft. Wer dieses Rot missachtet, macht sich strafbar. Allein die Ampelfarben sind eine tief verinnerlichte Farbsymbolik. Aber auch Notbremsen und Alarmknöpfe sind rot, Reißleinen bei Fesselballons, das Aufnahmelicht im TV-Studio, das Warnlicht im OP-Saal, Rauchverbotsschilder …

Jedes Schulkind weiß: Ist zu viel Rot auf seiner Klassenarbeit, dann gibt's mit Sicherheit eine schlechte Note. Was dagegen dem *Rotstift* zum Opfer fällt, wird in Zeiten knapper Kassen ersatzlos gestrichen. Besser ist es ohnehin, erst keine *roten Zahlen* zu schreiben …

Die Farbe Rot.

LAST BUT NOT LEAST ...

... noch ein bisschen Rot! Weil wir Rot für dynamisch, aktiv, attraktiv halten, nutzt die Werbung unsere Emotionen. Egal ob Coca-Cola, FC Bayern München oder das Rote Kreuz – die Signalfarbe wirkt.

Und sie bedeutet uns etwas: Rote Marienkäfer bringen Glück, in Italien werden Prozessionen zur »Vertreibung von Vampiren« in roten Kapuzenmänteln abgehalten, in Russland ist ein *rotes Wort* ein besonders geistreiches, die *Lady in Red* (Chris de Burgh) wird besungen, und die Älteren werden sich an die Aufforderung erinnern: *Rote Lippen soll man küssen ...*

Und wussten Sie eigentlich, ...
... dass Stiere überhaupt kein Rot erkennen können, sondern beim Stierkampf von den schnellen Bewegungen des Tuches, die der Torero vollführt, gereizt werden?
... dass Wasser rotes Licht am besten absorbiert?
... dass Sonnenauf- und -untergänge durch schwach in der Erdatmosphäre gestreutes rötliches Licht rot erscheinen und deshalb auch der Mond bei Mondfinsternis ein klein wenig rot leuchtet?

Rot ist eben überall!
Ich hoffe, *Sie* sehen jetzt nicht rot, sondern sind inspiriert, sich ein neues Lippenrot zuzulegen. Welches Rot das sein sollte, wie Sie sich am besten schminken und Ihre Lippen pflegen, sehen Sie ab Seite 30 und 67.
Damit Sie *küssen* und *geküsst werden* können ...

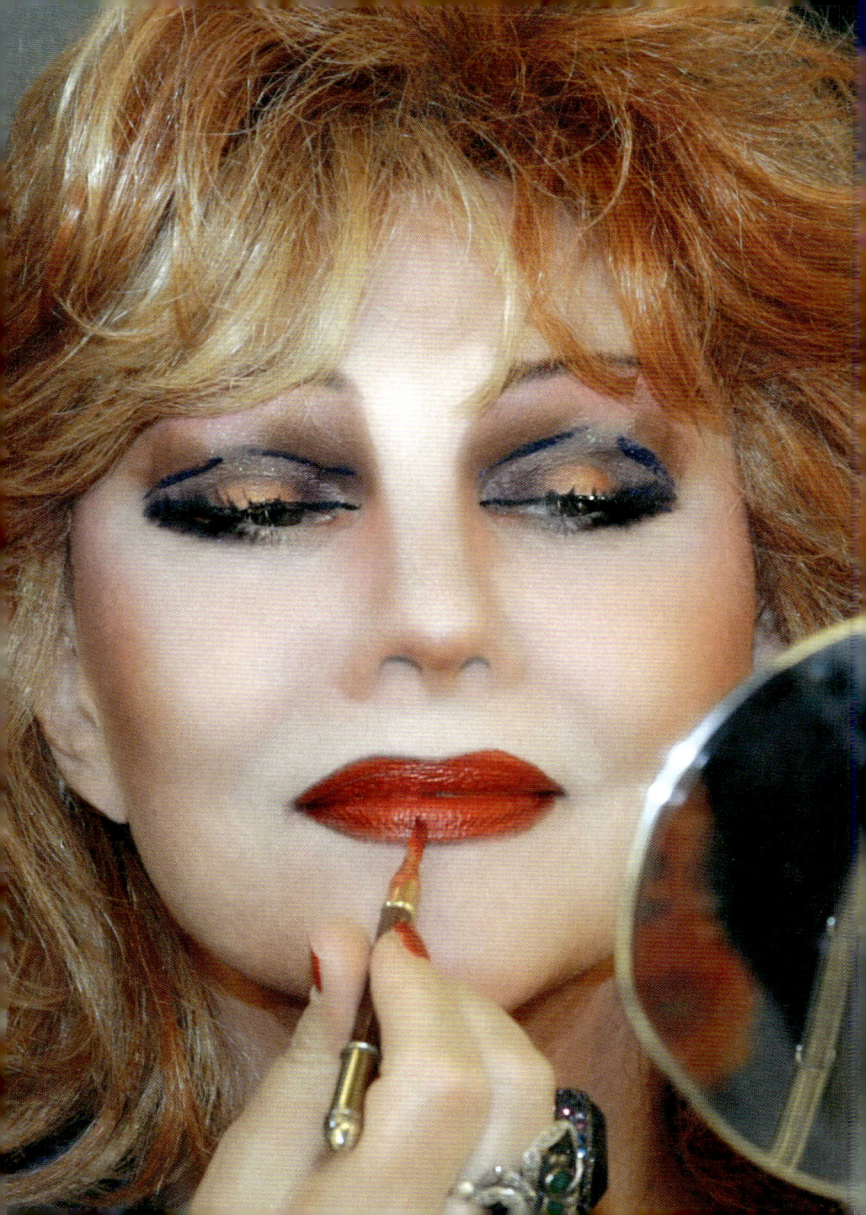

Rote Lippen soll man küssen

Küss mich – sonst küss ich dich, mein Prinz, und brandmarke dich mit meinem feuerroten Lippenstift! Es liegt natürlich in Ihrem Ermessen, ob Sie beim nächsten Date bereits eine *Lippe riskieren* und der Frosch hoffentlich zum Prinzen mutiert – durch Ihren Kuss!

Und wer weiß denn schon genau, ob Adam bei Eva nur in den Apfel gebissen hat? Vielleicht haben ihn doch ihre roten Lippen verführt? Das Paradies wäre dann ein anderes – vielleicht.

Das Berühren der Lippen löst ein durchaus angenehmes Gefühl aus. Lippen sind sowohl sinnlich als auch wichtig für die Nahrungsaufnahme. Sind wir deshalb so bestrebt, schöne Lippen zu bekommen? Sie zu pflegen, zu bemalen, aufzupolstern – für Nahrung und Liebe und den alles entscheidenden Kuss?

Küsse einmal anders

💋 Es muss nicht immer der echte Kuss sein: Kein anderer Mann hat so unwiderstehlich einen formvollendeten Luftkuss gegeben wie Richard Gere als *Mann für gewisse Stunden (American Gigolo)*.

💋 Erotisch, aber ungefährlich: die Andeutung des sogenannten Handkusses, der laut Knigge eben nicht auf die Handfläche geschmatzt wird.

💋 Gefährlich: der Judaskuss oder heute der Todeskuss in Mafia-kreisen. Er soll dem Empfänger ankündigen, dass er auf der »Abschussliste« steht.

💋 Verlogen: der sozialistische Bruderkuss.

💋 Verheißungsvoll: der Intimkuss als erotisches Vorspiel.

💋 Und dann gibt es da noch: Begrüßungsküsse (*Bussi, Bussi* – unnachahmlich von Senta Berger in Helmut Dietls *Kir Royal* zelebriert), Verehrungsküsse (statt auf Lippen: auf Hände, Füße, Stirn, Hals, Kleidersäume, Altäre, Böden, Ringe und Bibeln), Bildschirmküsse (via Skype), elektronische Küsse (via SMS, E-mail, elektronischer Grußkarte)… : -x :-)(-:

💋 Ganz zu schweigen vom Eskimokuss oder Nasenkuss, ein Riechgruß in der Arktis, der aber kein Kuss, sondern eher eine Begrüßungsgeste ganz eigener Art ist.

Das Küssen

Küssen hat noch jeden Menschen aus dem Stimmungstief geholt. Einen schöneren Freundschafts- oder Liebesbeweis kann es nicht geben – ob zärtlich, schüchtern, verspielt, verlangend oder freundschaftlich. Ein Kuss vermittelt Respekt, Mitgefühl, Trost, Zuneigung und Liebe.

Küssen verboten sangen die *Prinzen*, und sie hatten recht, denn nicht überall ist Küssen in der Öffentlichkeit erlaubt: Die Franzosen dürfen sich nicht auf Bahnübergängen küssen, Italiener im kampanischen Eboli müssen 5000 Euro zahlen, wenn sie sich im Auto küssen. In den USA gibt es viele Bundesstaaten mit obskuren Gesetzen zum Thema Küssen: In Michigan darf sonntags nicht geküsst werden, in Iowa nicht länger als fünf Minuten, und in Colorado dürfen Männer keine schlafenden Frauen küssen! Vielleicht dürfen das ja nur Frauen? Pastorentochter Katy Perry bekannte ja: *I kissed a girl and I liked it!*

Wenn Frauen jedoch Männer zum Küssen animieren wollen, dann schleppen sie sie am Besten ins Kino: In Filmen wird geküsst, was die Leinwand hält, wobei es aber nur einige wenige Filmküsse zu unsterblichem Ruhm gebracht haben: Clark Gable (Rhett Butler) und Vivian Leigh (Scarlett) in *Vom Winde verweht*, Leonardo DiCaprio und Kate Winslet in *Titanic*, Humphrey *Ich schau dir in die Augen, Kleines* Bogart und Ingrid Bergman in *Casablanca*, und der Pianist spielt dazu *A kiss is just a kiss …*

Das Küssen birgt aber auch Gefahren: 1959 sang Connie Francis über verdächtigen *Lipstick on your collar*. 1996 gab die Kosmetikfirma *Shiseido* bekannt, dass immerhin 87 Prozent der amerikanischen Frauen schon einmal beim Ehemann oder Freund »Lippenstiftspuren an unerwünschten Plätzen« bemerkt haben.

Der erste Kuss

Mittlerweile erhalten Jungen und Mädchen den heiß ersehnten ersten Kuss zwischen dem 12. und 15. Lebensjahr. Aber stimmt das? Gibt es nicht schon in der Grundschule einen ersten verschämten Kuss auf die Wange? Und war der erste Mundkuss wirklich romantisch und toll – oder eher komisch oder etwas linkisch? Unvergesslich aber doch auf jeden Fall?!

— Wie ich das Küssen lernte —

Eigentlich hatte ich es anfangs nicht so sehr mit dem Küssen, als mich meine Tanten als Kind immer abbusseln wollten, weil ich so niedlich war. Doch mit der Pubertät kam das Verlangen danach. Im Kino kaufte ich meistens Plätze in der letzten Reihe, und wenn es auf der Leinwand zur großen Kuss-Szene kam, haben wir dies gleich nachgespielt. Also learning by doing …

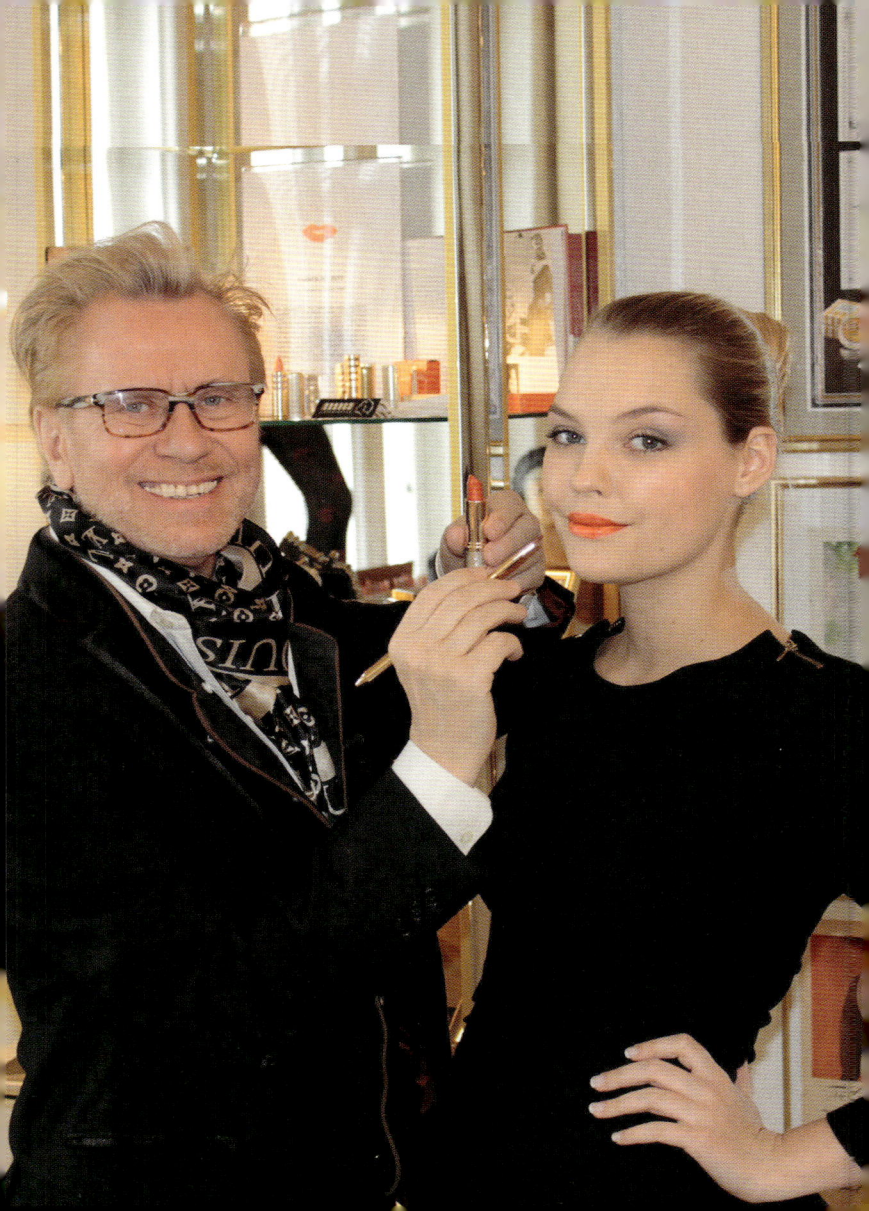

»Was die Natur nicht mehr schafft,
schafft der Lippenstift.«
René Koch

Lippenpflege

PFLEGETIPPS

Knallroter Lippenstift soll dem männlichen Objekt der Begierde weibliche Sinnlichkeit, Erotik und Stärke vermitteln und das Selbstbewusstsein aufpeppen. Frauen versuchen deshalb mit allen Mitteln, Lippen zu vergrößern, zu verschönern oder zu färben. Aber bei aller Dekoration ist auch die Pflege der Lippen wichtig.

Die Lippenhaut hat nur drei bis fünf Zellschichten, sie ist also sehr dünn im Verhältnis zu unserer übrigen Gesichtshaut (bis zu 16 Zellschichten). Sie hat keine Schweiß- und Talgdrüsen wie die übrige Körperhaut bzw. auch nicht den sogenannten Hydro-Lipid-Film, der sie geschmeidig hält und viele Krankheitserreger abwehren kann. Lippen trocknen daher schneller aus und werden spröde. Es kommt zur Fältchenbildung.

Vor allem Folgendes sollten Sie beherzigen:

👄 Achten Sie beim Kauf von Lippenstiften nicht nur auf die Farbe, sondern auch auf einen hohen Lichtschutzfaktor.

💋 Nehmen Sie Lippenstifte mit natürlichen Ölen gegen Feuchtigkeitsverlust und Trockenheit. Mittlerweile gibt es Lippenstifte mit Kollagen gegen Fältchenbildung oder solche, die Durchblutung oder Volumen verbessern.

💋 Ein Lippenstift hat bis zu 20 verschiedene Komponenten, die meisten davon sind Ölauszüge, Wachse und Pigmente. Ein hoher Wachsanteil sorgt für die feste Konsistenz, für die Haltbarkeit – ein hoher Ölanteil für Glanz und Geschmeidigkeit.

Keine Angst: In Lippenstiften sind keine gesundheitsgefährdenden Substanzen enthalten. Das wird sogar regelmäßig kontrolliert, zum Beispiel durch *Dermatest* oder die *Stiftung Warentest*.

Fakt ist: Frauen haben sich jahrhundertelang mit Insektenblut, Ruß, Öl, Bienenwachs, beißenden Sklavinnen, Henna, Rotwein, Pflanzenfarben, Alabaster, Alizarin, Eosin, Lanolin und vielen anderen, mittlerweile zum Teil verbotenen Mittelchen beholfen (ganz zu schweigen vom Knutschen oder Saugen der Lippen), um ein Lippenrot zu zaubern oder die Lippen geschmeidig zu pflegen. Heute gibt's dafür ausgezeichnete »Secret-Service-Helfer«:

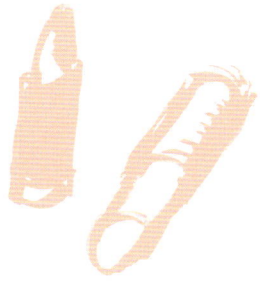

»SECRET-SERVICE-AGENTEN«
IM HANDTÄSCHCHEN

Perlglanz- oder Cremestifte
Sie bestehen aus einer Kombination von Ölen, Fetten und Wachsen mit einem hohen Anteil an Farb- und Perlglanzpigmenten (Glimmer aus dem Bergbau, der je nach Farbton mit verschiedenen Schichten überzogen wird).

Mattstifte
Haften lange und decken durch einen kleinen Ölanteil. Die Pflegewirkung ist dadurch jedoch geringer und empfiehlt sich nicht bei spröden Lippen.

Transparent- oder Glanzstifte
Vor allem, wenn die Luft sehr trocken ist, sind diese Beauty-Sticks geeignet. Sie enthalten wenig Farbpigmente, haben jedoch einen höheren Fettanteil als Cremestifte.

Lipgloss
Er glänzt vor allem schon durch seine Optik. Es gibt ihn in allen möglichen Verpackungsvarianten. Die Nuancen reichen von farblos bis farbintensiv, das Gloss besteht aus Wachsen, Ölen, Fetten,

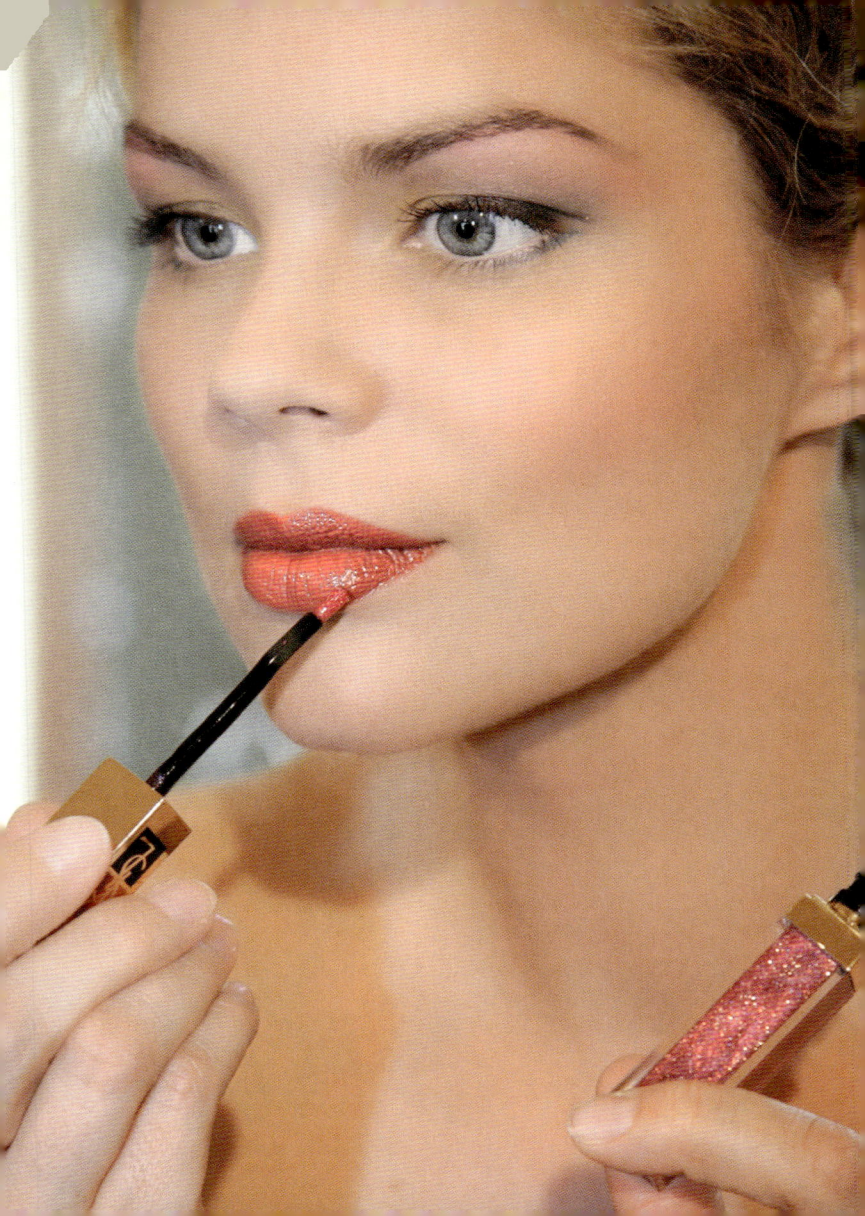

Farb-, Parfüm- und Aromastoffen. Da der Ölanteil bis zu 90 Prozent beträgt, hält er die Lippen geschmeidig – neuerdings sogar mit Long-Lasting-Garantie.

Long-Lasting-Lippenstifte
Der Hafteffekt dieser Stifte wird durch flüchtige synthetische Öle erreicht, die nach dem Auftragen verdunsten. Zurück bleibt ein trockener, kaum öliger Film.

Mineral-Lippenstifte
Unser Körperhaushalt benötigt Vitamine, Mineralien und Spurenelemente. Diese Lippenstifte sind mit Mineralien angereichert und bieten obendrein Sonnenschutz (z.B. durch Titandioxid). Lichtreflektierende Pigmente wie Mica lassen die Haut glatt und jünger aussehen, während das Zinkoxid beruhigend wirkt und Eisenoxid kleine Unebenheiten abdeckt. Meine Diva-Freundin, die Schauspielerin und Sängerin Judy Winter, schwört auf diese natürlichen Stifte.

Lippenstift und Lipgloss mit LED-Licht
Wie oft hat man keinen Spiegel zur Hand … und tappt auch noch im Dunkeln. Diese Design-Idee löst mühelos alle Probleme und pflegt dabei außerdem mit den Anti-Aging-Wirkstoffen Vitamin E und Hyaluron, hat UV-Schutz und pflegendes Macadamiaöl, das für ultrazarte Lippen sorgt. Durch die Zugabe eines Minz-Extraktes erhalten Sie beim Auftragen einen Frische-Kick, eine Art Booster-Effekt.

Exude-Lippenstift
Nach zehn Jahren Forschung kommt ein Lippenstift, dessen Besonderheit der Applikator aus Metall ist. Darin können sich weder

Bakterien noch Keime festsetzen: *www.exudelipstick.com.* Wichtig
bei empfindlichen Lippen.

────────────── Neugierig? ──────────────
Wir haben jetzt fast nur über die Inhalte unserer
»stillen Helden« gesprochen. Falls Sie auch Interesse an
deren vielfältiger Verpackung haben, dann besuchen Sie
ruhig mal mein Lippenstift-Museum in Berlin. Sie finden dort
wunderbare Exponate aus vielen Jahrzehnten.
Für die, die keine Zeit haben, gibt's einige gute Internetportale
mit den neuesten Innovationen der Kosmetikindustrie,
Make-up-Trends und vieles mehr, z.B. www.der-beauty-blog.de.

72

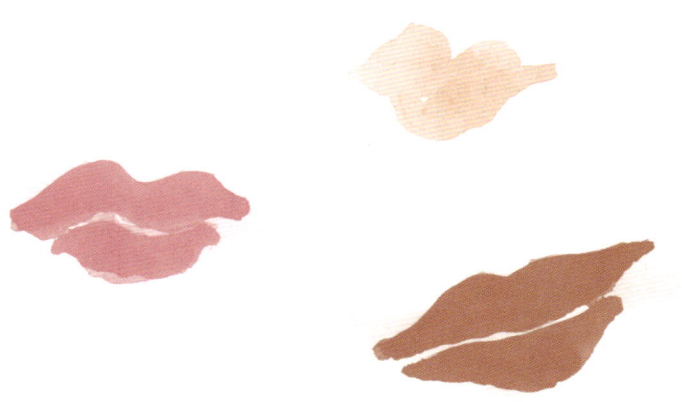

RUND UM DIE LIPPEN

Peeling

Ihre rauen Lippen können Sie ruhig einmal mit einem sanften Peeling verwöhnen. Nehmen Sie sich Zeit für ihre Pflege und legen Sie ruhig einmal einen Beauty-Tag ein!

Ich will Ihnen mein Rezept für ein wohltuendes und wirksames Peeling verraten:

Mischen Sie etwas Hefe mit einer Prise Meersalz und wenig Wasser zu Brei. Anschließend reiben Sie Ihre spröden Lippen mit dem Brei und einer weichen Zahnbürste ab. Danach einen »Touch« Bienenhonig zum Glätten einmassieren. Das wirkt Wunder!

Lippengymnastik

Auch Lippengymnastik ist eine wirkungsvolle Methode, um Lippen voller erscheinen zu lassen. Vertrauen Sie mir und nehmen Sie sich täglich einige Minuten Zeit. Zeigen Sie Ihrem Spiegelbild ein kräftiges *OHH*, ein *EHH* oder ein *UHH*. Noch effektiver ist es, einen sogenannten *Lipcoach* zu verwenden. Das ist eine kosmetische Plastikzahnspange, die bei diesen Übungen über die oberen Vorderzähne gestülpt wird. Das hilft gegen Plisseefältchen am Mund.

Permanent Make-up

Das Permanent-Make-up ist wie ein Tattoo, allerdings hält es nicht so lange, knapp zwei bis drei Jahre. Wichtig sind die exakte Linienführung und die Farbwahl. Wählen Sie lieber einen dezenten Hautton als dunklere Farben – auch im Hinblick auf die Lippenstiftfarben. Denn durch den permanenten Lipliner wird Ihre Lippe ja unwillkürlich vergrößert.

Vorsicht ist für alle geboten, die zu Lippenherpes neigen. Er entfaltet sich beim Tätowieren, die Farben werden womöglich nicht halten. Konsultieren Sie deshalb immer einen Fachmann oder eine Fachfrau. Am besten fragen Sie jemanden, der Ihrer Meinung nach ein sehr schönes Permanent-Make-up hat, wo bzw. bei wem es gemacht wurde.

Spritzen/Plastische Chirurgie

Ein Wort, nein, ein paar Worte von mir noch zu diesem Thema. Heute scheint es kaum einen Hollywood-Film ohne Darstellerin mit aufgespritzten Lippen zu geben. Das deutsche »Sternchen« Ute Ohoven mit ihrer Tochter Chiara und deren Schlauchboot-Lippen (schon etwas korrigiert) lassen wir mal außen vor – und da ist es ja auch nicht zu übersehen. Viele stehen heute sogar zu ihren OPs und sprechen über ihre Lippenkorrekturen.

Auch das Fernsehen hat die neue Mode aufgegriffen: Während in der Doku-Fernsehsendung *Extrem schön* (RTL 2) Frauen, die unter ihrem Aussehen gelitten haben, durch die Schönheitsoperationen wieder neuen Lebensmut und Selbstbewusstsein bekommen, verjüngen und vergnügen sich in *4 Blondes – Das Tagebuch der Luxusfrauen* (SIXX) Freundinnen beim Beauty-Doc mit Botoxspritzen.

Tatsache ist: Wir wollen immer schöner und jünger werden. Namhafte Mediziner wie z.B. Professor Dr. Berlien von der Elisabeth-Klinik in Berlin, Abteilung Lasermedizin, beziehen dazu jedoch eine eindeutige Position: »Die Wissenschaft – und auch die Kosmetik – bleiben nicht stehen. Dennoch werden sie den menschlichen Alterungsprozess nicht aufhalten können.«

Da aber volle Lippen ein Zeichen von Erotik und Jugend sind, lassen sich viele Frauen Einiges einfallen. Auch wer nicht direkt unters Messer will, kann etwas tun:

Durch sogenannte *Refiller*, wie z.B. Hyaluronsäure, gelingen kleine Wunderwerke, wenn die Lippen immer schmaler werden und viele Fältchen auf der Oberlippe sitzen – geeignet im Übrigen für Frauen *und* Männer. Voraussetzung: Die Behandlung durch einen Facharzt.

Hyaluronsäuren werden in die Haut gespritzt und binden Feuchtigkeit - das erhöht den »prallen Effekt«. Diese Geheimwaffe wenden immer mehr Menschen an. Dabei kommt es vor allem auf die richtige Dosierung an, damit es natürlich wirkt. Sehr wichtig: Nur Produkte spritzen lassen, die abbaubar sind. Alles andere ist gefährlich und kann unter Umständen zu Knötchenbildung führen. Der Auffülleffekt hält ungefähr ein halbes Jahr oder länger an. Viele Ärzte spritzen auch mit Eigenfett auf.

Piercing

Nicht nur das Schminken der Lippen soll unseren Mund betonen. Immer mehr junge Frauen lassen sich ein Piercing setzen. Das Labret-Piercing wird durch die Lippe gestochen und dauerhaft als Schmuck getragen.

Tattoos zum Aufkleben

Der neueste Schrei, den es allerdings schon früher mal gab (in den 1920ern wurde ein Kussmund aufgemalt): Tattoos zum Aufkleben für die Lippen. Als kleine Herzen, Streifen oder im Leo-Look gibt es sie (z.B. von der amerikanischen Firma *Violent Lips*) meist in grellen Farben und vielen trendigen Mustern. Halten ungefähr vier bis acht Stunden.

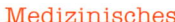

Medizinisches

Die Lippe weist sehr viele Nervenenden auf und reagiert als Teil des Tastsinns sehr empfindlich auf Berührungen, Wärme und Kälte. Kleinkinder untersuchen mit ihr häufig unbekannte Gegenstände. Sie wird von uns zur Lautbildung benutzt und ist wichtig für unsere Mimik. Die Abbildung eines Lippenpaares ohne Gesicht genügt oft, den Gesichtsausdruck eines Menschen zu erraten.

Und: Die Lippen gehören zu unseren erogenen Zonen. Ob Lippen schön sind (und zum Küssen einladen), ist nicht nur von einer symmetrischen Form oder einem gesunden Aussehen abhängig, sondern auch von der jeweiligen Mode und davon, ob es volle Lippen sind. Prinzipiell gilt: Je voller die Lippen, desto schöner werden sie in der Regel von anderen empfunden. Sie sind umso voller, je größer ihr vertikaler Durchmesser ist.

Sehnen sich deshalb so viele nach den sogenannten »Schlauchboot-Lippen« und laufen mit diesen durch die Gegend? Vorsicht, meine Damen: Man hat erst kürzlich herausgefunden, dass Schlauchboot-Lippen vor allem auf geistig minderbemittelte Männer anziehend wirken sollen.

Als Organ des Körpers können die Lippen erkranken oder Symptome einer Krankheit aufweisen. Neben erblichen Besonderheiten und Missbildungen kommt es vor allem häufig zu diesen Veränderungen:

Bläuliche Lippen können im Rahmen einer Zyanose auftreten, das kann bei Kälte schon eine leichte Unterkühlung sein.

Schwellungen dagegen haben vielfältige Ursachen: das reicht von Verletzungen über unerwünschte Nebenwirkungen von Medikamenten bis hin zu Zahnfehlstellungen.

Hauptrisikofaktoren für **Krebs** im Mund sind Rauchen und hochprozentige alkoholische Getränke. Gott sei Dank kommt er selten vor. Erste Anzeichen sind die Veränderung der Schleimhaut im Mundraum. Vor allem zu viel Sonne kann großen Schaden anrichten. Verwenden Sie am besten einen deckenden Lippenstift mit ausreichend Farbpigmenten oder einen Pflegestift mit Lichtschutzfaktor, um sich ausreichend gegen Sonne und ein Lippenkarzinom zu schützen.

Ein wichtiger Tipp: Besonders bei Babys und Kindern muss auf Sonnenschutz auch auf den Lippen geachtet werden!

Keinen Schutz dagegen gibt es vor **Herpes**. Die lästigen Bläschen gehören zu den weltweit meistverbreiteten Viren. Die Mehrzahl der Erwachsenen trägt den Erreger in sich, ohne dass er sich bemerkbar macht. War er allerdings erst einmal da, kommt er immer wieder. Manche schwören auf Vitamin C, aber laut Meinung von Betroffenen ist es das Beste, sofort beim ersten Kribbeln die Apotheke aufzusuchen und sich dort eine starke Herpes-Salbe zu besorgen.

> **Mein persönlicher Tipp:**
> Statt der Herpes-Salben den Herpotherm probieren.
> Das ist ein kleines Gerät in Lippenstiftform mit intergrierter Wärme ganz ohne Chemie, das die Viren an der Vermehrung hindern soll (www.herpotherm.com).

Manchmal treten aber auch nur leichte **Verletzungen** an unseren Lippen auf. Im Übrigen unterscheidet man die Oberlippe als *Labium superius* und die Unterlippe als *Labium inferius*. An beiden kommt es manchmal ungewollt oder gewollt zu sogenannten *Rhagaden,* das sind Einrisse der Haut. Das passiert bei starker Trockenheit, Frost oder durch Neurodermitis, weil die Lippen dann nicht mehr so elastisch sind.

Die Lippen sind auch sehr verletzungsempfindlich durch die dünne Haut und bluten deshalb bei Schnitt- oder Platzwunden sehr stark. So sehen manche Verletzungen an der Lippe auf den ersten Blick schrecklicher aus, als sie es bei näherem Hinsehen dann wirklich sind.

Noch eine kleine Anekdote zum Thema Lippe:

Kennen Sie Lippendolmetscher? Nein. Macht nichts. Denn Julia Probst kennen Sie bestimmt. Die gehörlose Lippenleserin übersetzte bei der Fußballweltmeisterschaft die kernigen Sprüche von Nationaltrainer Jogi Löw. Endlich erfuhren die Fußballfans, was abseits der Kameras und Mikrofone gesprochen wurde. Da bekam so mancher Spieler »sein Fett weg«! Julia konnte mit einem Blick auf Löws Lippen das lesen, was eigentlich nur für die Spieler bestimmt war. Herrlich!

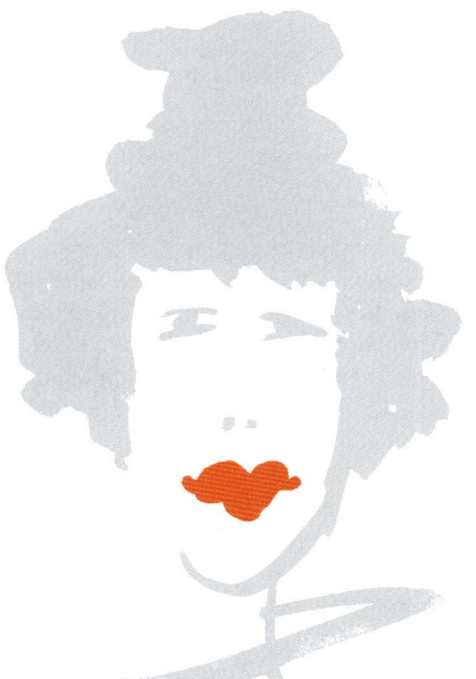

Lippenpflege

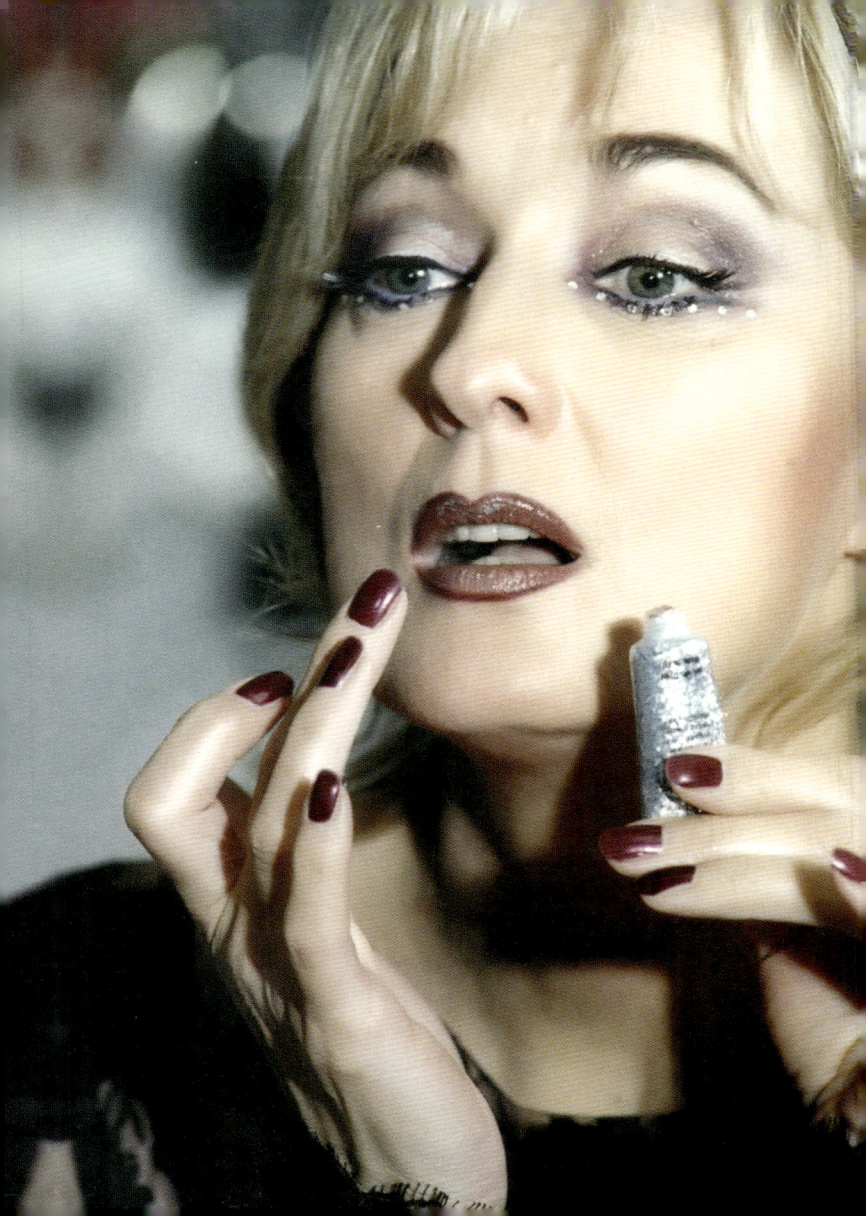

Lippenkultur

Vom Lippengift zum Lippenstift

EIN AMÜSANTER STREIFZUG DURCH DIE GESCHICHTE DES LIPPENROTS

Der Lippenstift, wie Frauen ihn heute im Designertäschchen tragen, geht auf das Jahr 1883 zurück. Präsentiert wird er erstmals auf der Weltausstellung in Amsterdam. Zwei französische Parfümeure zeigen einen in Seidenpapier eingewickelten Stift aus gefärbtem Rizinusöl, Hirschtalg und Bienenwachs – eine absolute Neuheit. Es gibt zwar schon rote Lippenpomade, aber noch nicht als Stift gehärtet. Die wenigen selbstgefertigten Stücke mit dem Namen *Rhodopis Serviteur* sind allerdings sehr teuer – umgerechnet circa 50 Euro. Das verschafft dem Lippenstift zu Beginn erst einmal einen schweren Stand: er ist wegen seiner Stiftform in Rot nicht nur sündhaft, sondern auch teuer. So ist er zunächst vor allem im Pariser Rotlichtmilieu rund um den Montmartre zuhause.

Erst die französische Schauspielerin Sarah Bernhardt, *die* Diva des späten 19. Jahrhunderts, macht den Lippenstift populär, indem sie sich mit kirschrotem Mund auf die Bühne stellt. Sie benutzt den von ihr »Liebesstift« *(Stylo d'ámour)* getauften Lippenstift auf allen Bühnen der Welt – und wird zur berühmtesten Schauspielerin ihrer Zeit, ein erster echter Weltstar.

In der **Stummfilm-Ära** kommt der Lippenstift bei Künstlerinnen immer mehr in Mode. Das sündhafte Image bleibt jedoch erhalten: Werbung für den Lippenstift ist immer noch verpönt.

Guerlain in Paris, eines der ältesten Parfümhäuser der Welt, steckt den Lippenstift **1910** erstmals in eine goldene Metallhülse mit Druckvorrichtung. Namen wie *Ne m'oubliez pas (Vergessen Sie mich nicht)* bezaubern die Frauen. Der Adel aus Europa kauft die sündhaft teuren Produkte bei Guerlain. Und bei Coco Chanel: **1921** kreiert sie das erste synthetische Parfüm *Chanel Nr. 5* und ihren ersten Lippenstift in Signalrot *Moi Rouge*. In Amerika wird der Lippenstift nun auch langsam für die breite Masse erschwinglich. Charles of the Ritz prägt später den Werbeslogan *Ein Name, der auf den Lippen bleibt.*

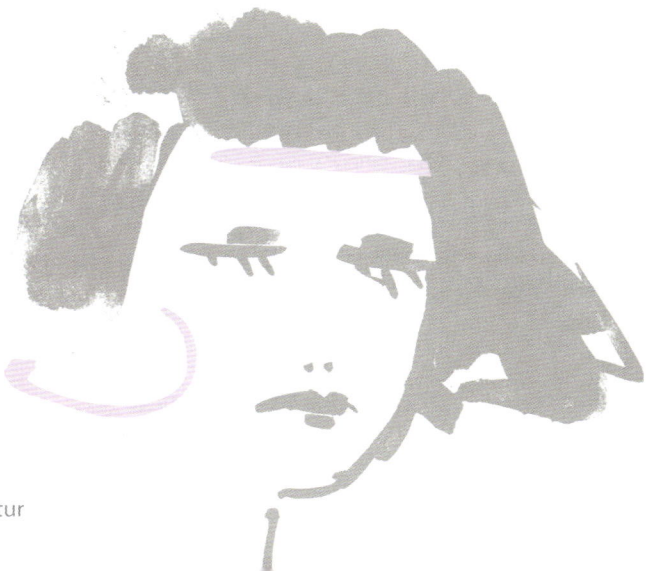

Den endgültigen Siegeszug tritt der Lippenstift in den **Goldenen Zwanzigern** an. Die moderne junge Frau trägt Bubikopf und Wasserwelle, den Teint weiß gepudert, die Augen dunkel und umrandet; der klein geschminkte Mund glänzt in dunklem Brombeer- oder Granatrot. Die bürgerlichen Mütter haben Probleme mit den roten Lippen der Töchter – aber bestimmt nicht nur, weil die Stifte auf Seifenbasis hergestellt werden und überall Spuren hinterlassen.

Das Lippenherz, der sogenannte *Amorbogen*, wird extrem geschwungen ausgemalt – ein »Bienenstich-Mund«. Erstmals gibt es Kompaktpuderdosen mit Spieluhr und integriertem Lippenstift. Und es darf nun endlich auch geworben werden: zum Beispiel 1928 für *Rouge-Baiser,* den ersten kussechten Lippenstift aus Frankreich – mit dem Farbstoff Eosin Y, der später verboten wird. Eosin Y als Farbstoff verwendete man in Lippenstiften bis in die 1980er Jahre. Wegen der toxischen Wirkung wurde es seither durch Pigmente ersetzt.

In den **1930er und 1940er Jahren** – der Tonfilm hält Einzug – singt Marlene Dietrich im *Blauen Engel: Nimm dich in acht vor blonden Frau'n* … Mit rauchig-ero-  tischer Stimme begründet die Diva mit den langen Beinen einen neuen Trend: wasserstoffblondes, onduliertes Haar, bleistiftdünne Augenbrauen und ein schmaler, tiefrot geschminkter Mund, der bei ihr erstmals natürlich und lebendig wirkt.

Der Lippenstift ist nun in verschiedenen Farbtönen in Metallhülse mit Schiebetechnik erhältlich, aber immer noch ein Luxusartikel.

Die Pariser Modekönigin Elsa Schiaparelli erfindet neue Lippenstiftfarben: *Shiap* (ein helles Pink) und *Shocking* (Nomen est Omen: ein kräftiger Fuchsia-Ton). Mit dem gerade erfundenen Konturenstift werden die Lippen exakt vor- und breiter gemalt. 1932 eröffnet Elisabeth Arden ihre Lippenstift-Bar im eigenen Berliner Schönheitssalon. Sie verkauft das Lippenstift-Ensemble in sechs feinen Nuancen.

Kosmetik wird zum viertgrößten Wirtschaftsfaktor in den USA, das berühmte *Revlon Red* erobert 1934 den Markt. Als die USA **1941** in den Krieg eintreten, fragt die amerikanische VOGUE: *Ist es patriotisch, mir in solchen Zeiten Gedanken um mein Aussehen zu machen? – Ja!,* befindet das US-Wirtschaftministerium und lässt die Lippenstiftproduktion fleißig weiterlaufen.

Währenddessen beginnt die große **Farbfilm-Zeit.** In Deutschland tanzt und singt Marika Rökk in mehreren UFA-Filmen, in den USA verzaubert Vivien Leigh die Welt in *Vom Winde verweht* – die Welt wird femininer. Die ersten *Pin-up-Girls* sind da. Und der Lippenstift wird auf die Garderobe abgestimmt – ein absolutes Novum. Kräftige große Lippen leuchten von Zinnober- bis Kirschrot. Schauspielerinnen wie Rita Hayworth oder Lana Turner werben für Max-Factor-Lippenstifte. Aber in Deutschland heißt es »Eine deutsche Frau schminkt sich nicht«, denn in Deutschland ist zu dieser Zeit Krieg. Am 8. Mai **1945**: Kapitulation. Jedoch nicht für den Lippenstift. Schon bald schminken sich die ersten Trümmerfrauen die Lippen gegen Alltagstristesse und Not. Die große Hildegard Knef hat 1946 ihr Filmdebüt – mit geschminktem Mund, großen Augen und Grips unter der blonden Mähne. Eine Frau zum Hingucken, apart und selbstbewusst.

1948 wird der Lippenstift wie Phoenix aus der Asche neu geboren. Amerikanische und britische Designer erfinden die moderne Drehmechanik, so wie wir sie heute kennen. Hildegard Knef, die »Sünderin«, erhält ihren ersten Werbevertrag von der Firma RIZ für den *Volkslippenstift VL (DM 1,50)*. Gleichzeitig wird in den USA von Renoir der erste farblose Lippenlack, *Nude Lips*, entwickelt.

Populär ist jetzt der Diven-Mund der Nachkriegsstars wie Elisabeth Taylor, Sophia Loren, Grace Kelly, Maria Schell, Nadja Tiller, Liselotte Pulver und natürlich »unsere Hilde«. Die amerikanischen GIs schenken dem deutschen *Fräulein-Wunder* neben Kaugummis und Zigaretten auch Lippenstifte. Und Christian Dior kreiert den *New Look* mit seinem berühmten Dior-Rot mit einem etwas bläulichen Stich.

Marilyn Monroe, Gina Lollobrigida und Brigitte Bardot betreten um **1952** die Bühne bzw. die Leinwand – mit üppigem Busen, schmaler Taille und verführerischen Lippen. 1956 dreht Grace Kelly ihren letzten Film – weil sie im gleichen Jahr den Fürsten von Monaco heiratet. Im Gepäck: ein korallenroter Lippenstift von Estee Lauder, der erstmals duftet (nach Vanille und Feige).

Kurze Zeit danach werden eher zarte, knabenhafte Frauen wie Jean Seberg oder Audrey Hepburn mit hellen Lippenstift-Farben zu Stars.

In Westdeutschland kommen ab **1959** Avon-Beraterinnen mit ihren Produkten an die Haustür. Schmollmünder in Rosa und Pfirsich mit reichlich Perlmuttschimmer sind en vogue. Während im Westen das Wirtschaftswunder eine neue Konsumgesellschaft hervorbringt, wird im Osten 1960 der erste *volkseigene Lippenstift* entwickelt. Der Volkseigene

Betrieb (VEB) *Berlin Kosmetik* liefert Lippenstifte in die sozialistischen Bruderländer, für 50 Pfennig bis 1,50 Mark (Ost).

1963 leitet die Antibaby-Pille die sexuelle Revolution ein. Make-up und Lippenstift rücken erst einmal in den Hintergrund. Es ist die Zeit von Flower-Power und Rebellion, die Frauenbewegung gewinnt an Stärke. Zunächst wettern viele Frauen gegen den Lippenstift, sexistische Werbung, Tierversuche und Pelze.

Der Minirock von Mary Quant erobert die Frauenmode – und erfreut die Männer. Die Deutschen haben einen Farbfernseher im Wohnzimmer, die Amerikaner dagegen **1969** das Rockfestival Woodstock. Gleichzeitig wird der leidvolle Paragraph 175 gegen Homosexuelle in einer ersten Reform abgeändert (und übrigens erst 1988 ersatzlos gestrichen). *Make Love – not war!* In der DDR sind ab Anfang der 1970er die Lippenstifte *Sküs* und *Action* für 49 Pfennig der Renner.

Frühling, Sommer, Herbst und Winter – 1974 gründet die Amerikanerin Carol Jackson ihre Beratungsfirma nach dieser Philosophie. Die Farbanalyse für Frauen ist da, inklusive Lippenstiftfarben. Gegen Ende der **1970er** erregen junge Künstler als die *Jungen Wilden* großes Aufsehen, darunter Salome in Berlin mit rotem Lederoutfit und roten Lippen. Das androgyne Geschlecht zeigt sich erstmals öffentlich. Dr. Frank N. Furter aus der *Rocky Horror Picture Show* präsentiert 1975 pralle rote Lippen und ein komplettes Make-up für Männer. Für David Bowie, Gary Glitter oder Mick Jagger ist es dagegen schon fast normal, sich zu schminken.

Yves Saint Laurent entwirft in Paris den Kultlippenstift *Rouge pur Nr. 19* in Fuchsiarot. Es wird langsam wieder bunter …

In den späten 1970ern und in den **1980ern** ist vor allem *Disco-Time*. *Saturday Night Fever* (1977), *Grease* (1978) und später *Dirty Dancing* (1987) stehen für einen neuen Look. Aber auch in TV-Serien wie *Dallas* oder *Denver Clan* kann ein neues Schönheitsideal bestaunt werden: breite Schultern, üppige Mode und viel, viel Make-up mit auffällig geschminkten Lippen. Amanda Lear, Madonna, Whitney Houston, Diana Ross oder Cher wollen um jeden Preis auffallen. Stilikonen sind gefragt. Make-up für die Disco heißt: purpurrote Lippen im perfekt geschminkten Gesicht.

Ab **1986** muss übrigens für Lippenstift & Co kein Tier mehr leiden. Das Tierschutzgesetz verbietet Tierversuche für die dekorative Kosmetik (EU-Verbot 2004). Mauerfall und Grenzöffnung **1989** bringen die Europäer zusammen und viele neue Trends auf den Markt. Davon sind uns bis heute Techno, Tattoos, Strähnchen, bunte Haare und Piercings geblieben.

Der metrosexuelle Mann, eine Mischung aus Diva und Macho, wird populär. Modemacher Gaultier plädiert für Make-up und Lippenstift bei Männern. Rot steht auch *ihm* gut!

In den **1990er Jahren** hält dagegen eine neue Schlichtheit Einzug. Der Mund wird in matten Naturtönen geschminkt, von Sand über Beigebraun bis Rosenholz. Die Kontur ist zart-bräunlich. Die Mode-Puristen Jil Sander oder Yohji Yamamoto propagieren diesen Stil *Weniger ist mehr*.

Das Internet wird geboren, gleichzeitig – mag das nun Zufall sein oder nicht – gibt es immer weniger echte Stars. Sharon Stone ist einer von den wenigen. Es ist die Zeit der Topmodels, allen voran Kate Moss, Naomi Campell, Claudia Schiffer, Nadja Auermann oder Heidi Klum. Kaum eine Werbung für Lippenstifte, Parfüms oder andere Produkte gibt es ohne sie.

1995 geht der erste große Home-Shopping-Kanal auf Sendung, heute Home-Shopping-Europe 24 (HSE 24). An 365 Tagen im Jahr, 24 Stunden täglich, kann man Kosmetik, Lippenstifte und vieles mehr einkaufen. Beratung inklusive.

Mit dem **Beginn des neuen Jahrtausends** kommen Euro und Globalisierung. Es gibt nichts, was es nicht – bzw. in irgendeinem Teil der Erde zu kaufen gibt. Im Alltag geht's sportlich und locker zu, mit dezentem Make-up und viel Lipgloss; abends heißt es: rote Lippen, *smokey eyes*, Schmuck. Alles schick, aber nicht immer alles echt.

Der Lippenstift gehört nach wie vor zu den meistverkauften Produkten der Welt. Es wird gefeiert mit pompösen Auftritten. Promis zeigen, was sie haben: viel Haut, viel Bein, viel Dekolleté, viel Lippe – zur Not künstlich aufgespritzt mit Botox & Co. Lippenkonturen werden mit Permanent-Make-up tätowiert. Der Lippenstift ist nun das beliebteste Beauty-Utensil der Frauen zwischen 20 und 80 Jahren, es gibt ihn in allen Formen, Nuancen und Farben. Kanebo stellt erstmals einen Lippenstift aus Gold und Seide vor, *The Lipstick*, in fünfzehn Farben, die an die japanische Lackkunst erinnern. Der Lippenstift mit pflegenden und glossigen Substanzen dient als Zusatz für Glanz-, Booster- und 3D-Effekt.

Und er wird immer besser: Als 2005 die Stiftung Warentest sogenannte *Long-Lasting-Lippenstifte*, die lange Haltbarkeit versprechen, prüft, erhält über die Hälfte das Urteil *sehr gut* bis *gut*. 2008 eröffnet in Berlin das erste Lippenstiftmuseum der Welt mit einer Sonderausstellung in der exklusiven Galerie Lafayette.

Heute bestehen die Lippenstifte aus Ölen, Wachsen, Pigmenten und Chemikalien, die für die Haltbarkeit sorgen. Zu verdanken haben wir das einer Frau: der amerikanischen Chemikerin Hazel Bishop, die einen Lippenstift auf Lanolin-Basis entwickelte, der die Farbe nicht verschmieren lässt.

Wer will, kann heute sogar per Anleitung im Internet seine eigenen Natur-Lippenstifte kreieren. Es gibt auch 24-Stunden-Lippenstifte oder Tattoos im Zebra-Look für unseren Mund.

Das Lippenrot des 21. Jahrhunderts ist jedenfalls dekorativ und hat auch pflegende Eigenschaften, enthält Vitamine, pflegende Öle, Liposome und Lichtschutzfaktor.

Und: 2013 feiert der Lippenstift seinen 130. Geburtstag. Happy Birthday!

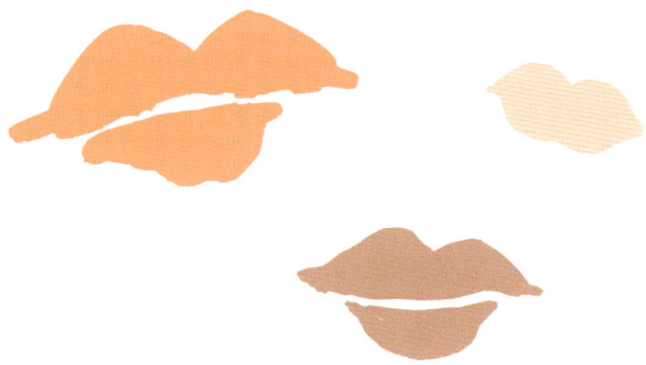

»Mach mir mal Farbe auf die Lippen,
damit ich weiß, was vorn ist!«
Hildegard Knef

ÜBER RENÉ KOCH

90

René Koch, einer der renommiertesten Visagisten Deutschlands,
schminkt die Stars. Unter seinen Puderquasten und Schminkpin-
seln waren Promis wie Joan Collins, Hildegard Knef, Judy Winter,
Inka Bause, Brigitte Nielsen, Mireille Mathieu, um nur einige zu
nennen – sie alle ließen und lassen sich von ihm verschönern.

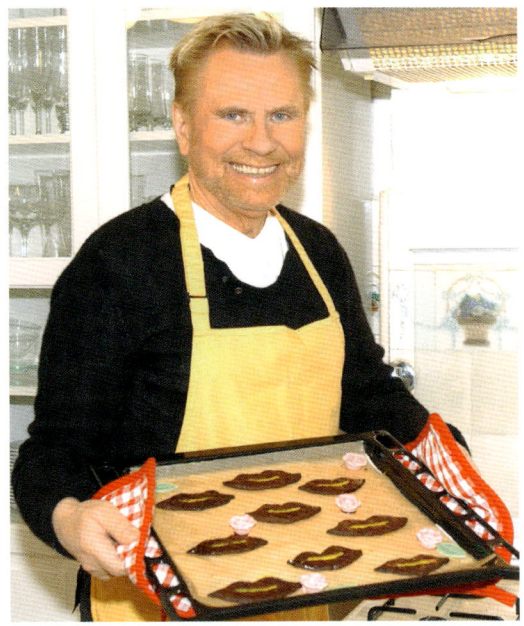

Kussmünder zum Vernaschen

Mürbeteig aus fertiger Backmischung herstellen und ausrollen,
mit einem spitzen Messer einen Kussmund anhand der
vorgefertigten Schablone Ihres eigenen Kussabdruckes
ausstechen. Circa 5 bis 10 Minuten im Backherd bei 180 °C
erhitzen. Danach mit roter Marmelade, Marzipan oder Honig/
Kakao bestreichen. Fertig ist der süße Schokokuss für
romantische Stunden.

Über René Koch

Vom Tellerwäscher bis zum Travestiekünstler hat der gebürtige Heidelberger alles ausprobiert, bis er auf der Kosmetikschule in Berlin sein Handwerk lernte und anschließend bei *Charles of the Ritz* und *Yves Saint Laurent Beauté* als Chefvisagist seine Schminkkunst in Paris, London, Zürich, München oder New York unter Beweis stellte.

1996 gründete er den *Arbeitskreis Camouflage e.V.,* einen gemeinnützigen Verein, der sich für Opfer mit Brand- und Unfallnarben sowie Hautanomalien einsetzt. 2003 erhielt er für sein Engagement den Verdienstorden der Bundesrepublik Deutschland. Mehr unter: *www.arbeitskreis-camouflage.de.*

Mit zahlreichen Fernsehauftritten, Buchveröffentlichungen und bei großen gesellschaftlichen Anlässen macht er auf dieses Thema aufmerksam. Seit Kurzem engagiert er sich auch für blinde und sehbehinderte Menschen und hält für diesen Personenkreis Spezialkurse für ertastbare Schminktechniken.

Kurzum: René Koch bringt Licht ins Dunkel der Kosmetik und ihrer Raffinessen. Dazu gehören auch über lange Jahre eigene Sendeformate (ARD, ZDF, MDR) und zahlreiche Publikationen in Zeitschriften und Magazinen. In seinem weltweit einzigartigen Lippenstiftmuseum sammelt er wertvolle Exponate aus allen Epochen des Lippenrots und betreibt ein eigenes Kosmetikstudio in Berlin. Mehr unter: *www.rene-koch-berlin.de*

Seine eigenen erfolgreichen Produkte verkauft er auf dem TV-Sender HSE 24: *www.hse24.de.*

Lippenstiftmuseum

Die Kunst des schönen Scheins – unter diesem Motto hat René Koch den Siegeszug des 1883 erstmals vorgestellten Lippenstifts in seinem Museum dokumentiert. Regelmäßig öffnet er die Räume für Besucher nach Anmeldung:

Lippenstiftmuseum
Helmstedter Str. 16, 10717 Berlin
Telefon: 030 - 854 28 29
www.lippenstiftmuseum.de

Seine exquistite Sammlung umfasst u.a. emaillierte Puderdosen mit integrierten Lippenstiften, Kosmetiktäschchen oder den berühmten alten Rouge Baiser von 1928. Und: René Koch wäre nicht der Top-Visagist, wenn Sie bei den Führungen, die er, soweit es ihm die Zeit erlaubt, noch selbst gestaltet, nicht den ein oder anderen wertvollen Kosmetiktipp mitnehmen könnten.

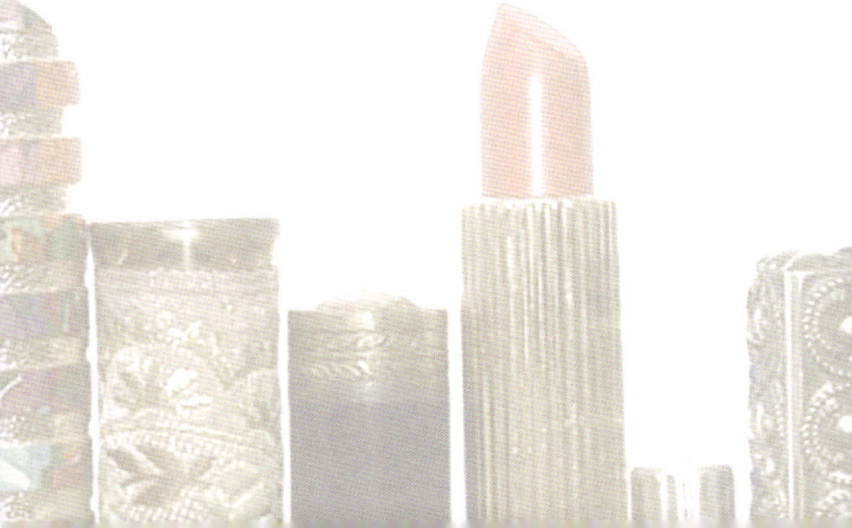

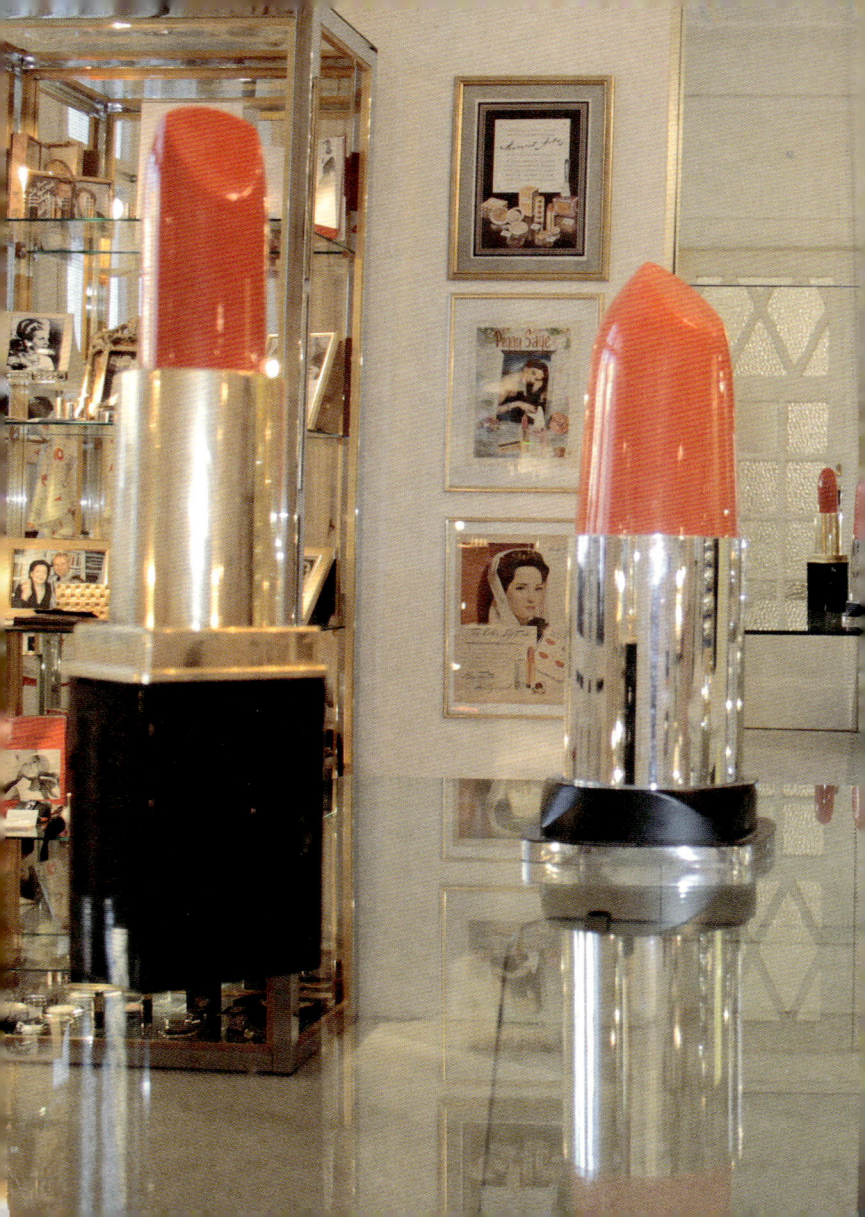

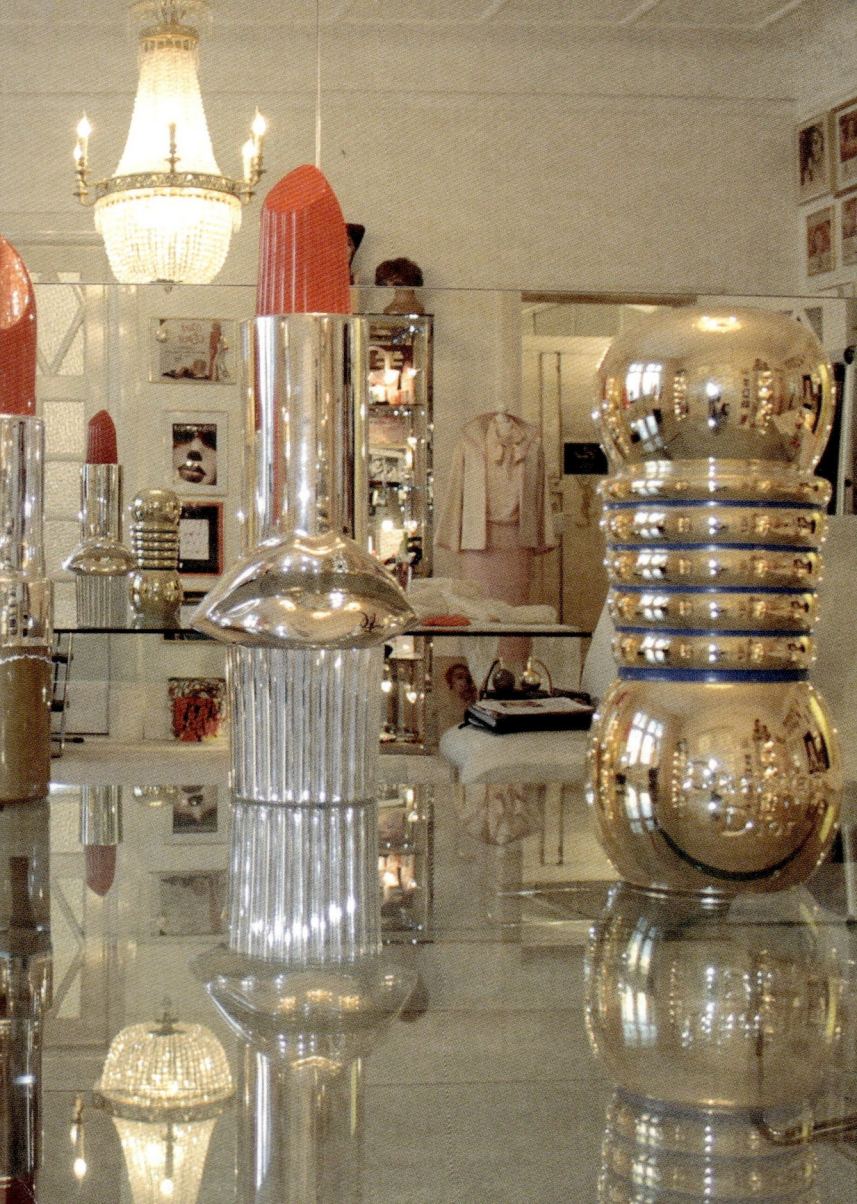

Literatur

René Koch: Lucky Lips: Geschichte(n) rund um den Lippenstift.
BuchVerlag für die Frau: 2. Aufl. Leipzig 2009

René Koch: Schnell wieder schön. Camouflage- & Kosmetik-
büchlein. Minibibliothek. BuchVerlag für die Frau: Leipzig 2012

René Koch: Camouflage. Make-up für die Seele. Berlin 2001

Otto F. Best: Vom Küssen. Ein sinnliches Lexikon. Leipzig 2003

Amy Butler Greenfield: A Perfect Red – Empire, Espionage and
the Quest for the Color of Desire. New York 2004

Adolf Faller: Der Körper des Menschen. Einführung in Bau und
Funktion. Stuttgart, New York 1980

Eva Heller: Wie Farben wirken. Reinbek bei Hamburg 1989

Alain Montandon: Der Kuss. Eine kleine Kulturgeschichte.
Berlin 2006

Jessica Pallingston: Lippenstift. Eine Liebeserklärung.
München 1999

K.O. Schmidt: Schönheit des Alters: Die zweite Leistungswelle.
Altersreife und Geistesblüte durch dynamische Selbsterneuerung
und Lebensverlängerung. St. Goar 1995